SPRINGER-LEHRB

Springer
*Berlin
Heidelberg
New York
Barcelona
Budapest
Hongkong
London
Mailand
Paris
Santa Clara
Singapur
Tokio*

Georg Rutishauser

Basiswissen Urologie

Mit 64 Abbildungen
in 93 Teilabbildungen

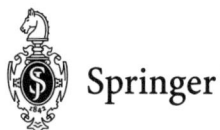 Springer

Professor Dr. GEORG RUTISHAUSER
Urologische Universitätsklinik beider Basel
Klinik im Kantonsspital Basel
Spitalstraße 21

CH 4031 Basel

ISBN 3-540-63085-6 Springer Verlag Berlin Heidelberg New York

Die Deutsche Bibliothek – CIP-Einheitsaufnahme
Rutighauser, Georg:
Basiswissen Urologie / Georg Rutishauser – Berlin ; Heidelberg ; New York ; Barcelona ;
Budapest ; Hongkong ; London ; Paris ; Santa Clara ; Singapur ; Tokio : Springer, 1998
(Springer-Lehrbuch)
ISBN 3-540-63085-6

Dieses Werk ist urheberrechtlich geschützt. Die dadurch begründeten Rechte, insbesondere die der Übersetzung, des Nachdrucks, des Vortrags, der Entnahme von Abbildungen und Tabellen, der Funksendung, der Mikroverfilmung oder der Vervielfältigung auf anderen Wegen und der Speicherung in Datenverarbeitungsanlagen, bleiben, auch bei nur auszugsweiser Verwertung, vorbehalten. Eine Vervielfältigung dieses Werkes oder von Teilen dieses Werkes ist auch im Einzelfall nur in den Grenzen der gesetzlichen Bestimmungen des Urheberrechtsgesetzes der Bundesrepublik Deutschland vom 9. September 1965 in der jeweils geltenden Fassung zulässig. Sie ist grundsätzlich vergütungspflichtig. Zuwiderhandlungen unterliegen den Strafbestimmungen des Urheberrechtsgesetzes.

© Springer-Verlag Berlin Heidelberg 1998
Printed in Germany

Die Wiedergabe von Gebrauchsnamen, Handelsnamen, Warenbezeichnungen usw. in diesem Werk berechtigt auch ohne besondere Kennzeichnung nicht zu der Annahme, daß solche Namen im Sinne der Warenzeichen- und Markenschutzgesetzgebung als frei zu betrachten wären und daher von jedermann benutzt werden dürften.

Produkthaftung: Für Angaben über Dosierungsanweisungen und Applikationsformen kann vom Verlag keine Gewähr übernommen werden. Derartige Angaben müssen vom jeweiligen Anwender im Einzelfall anhand anderer Literaturstellen auf ihre Richtigkeit überprüft werden.

Zeichnungen: Albert R. Gattung und Regine Gattung-Petit, Edingen-Neckarhausen
Umschlaggestaltung: design & production, Heidelberg
DTP-Herstellung im Springer-Verlag
Druck und Bindearbeiten: Stürtz AG, Würzburg

SPIN: 10630899/3135 – 5 4 3 2 1 0 – Gedruckt auf säurefreiem Papier

Vorwort

Die Urologie beschäftigt sich mit den chirurgisch und endoskopisch-chirurgisch zu behandelnden Nierenleiden mit der Harnsteinerkrankung sowie mit den Erkrankungen der Harnwege und der männlichen Geschlechtsorgane.

Als eigene Fachrichtung ist sie mehr als 100 Jahre alt. 1869 hat G. Simon in Heidelberg zum ersten Mal eine Niere chirurgisch entfernt, 1879 untersuchte M. Nietze in Wien erstmals eine Blase endoskopisch. Im Laufe des in den 50er Jahren in der deutschsprachigen Chirurgie einsetzenden Strukturwandels ist auch die Urologie zur fachlich eigenständigen Disziplin geworden, wenn sie auch klugerweise auf eine scharfe Abgrenzung zur Mutterdisziplin Chirurgie verzichtet hat.

Rund 15% der Krankenhauspatienten haben eine urologische Erkrankung. Größenordnungsmäßig ist das vergleichbar mit den Zahlen im Fachbereich Gynäkologie.

Die hauptsächlichen diagnostischen und therapeutischen Methoden der Urologie sind:
- die untersuchende und interventionelle Ultraschalltechnik,
- die bildgebende Evaluation von Nieren-, Harn- und Sexualorganen mit und ohne ionisierende Strahlen,
- die transurethrale und perkutane Endoskopie der Harnwege,
- physikalische, nuklearmedizinische und biochemische Funktionstests,
- die extrakorporelle Stoßwellenbehandlung von Harnsteinen und
- die endoskopische, perkutan-endoskopische, laparoskopische und offene Chirurgie des Urogenitalapparates.

Die urologischen Untersuchungs- und Behandlungsmethoden sind z. T. recht kostspielig und verlangen deshalb nach einem gezielten und stufenweisen Einsatz. Wirklich gute urologische Diagnostik und Indikationsstellung zeigt sich – wie in allen medizinischen Disziplinen – in der Beschränkung.

In den letzten Jahren ist in der Urologie ein deutlicher Trend von offenen Eingriffen zu endoskopischen Operationen erkennbar. Die endoskopische Prostata- und Blasenchirurgie hat sich verfeinert, die oberen Harnwege sind urethroskopisch und perkutan zugänglich geworden, die laparoskopische Operationstechnik hat Einzug genommen und sucht ihren, in der Urologie noch nicht fest definierten, Platz. Zur Hochfrequenzchirurgie sind als weitere wirkungsvolle Arbeitsmethoden die Lasertechnik und die lokal applizierte Ultraschall-, Mikrowellen-, und Stoßwellenenergie gekommen.

GEORG RUTISHAUSER
Basel im Frühjahr 1998

Inhaltsverzeichnis

1 Urologische Leitsymptome 1

1.1 Schmerzen 1
1.2 Veränderungen der Harnmenge
 und Harnzusammensetzung 3
1.3 Miktionsstörungen 4
1.4 Symptome aus dem Sexualbereich 5

2 Urologische Diagnostik 6

2.1 Klinische Untersuchung 6
2.2 Wichtige urologische Laboruntersuchungen 9
2.3 Bildgebende Untersuchungsverfahren 12
2.4 Instrumentell-endoskopische Untersuchung
 und Endourologie 14
2.5 Urodynamische Untersuchung 20

3 Wichtige Anomalien der Urogenitalorgane 23

3.1 Nierenanomalien 24
3.2 Anomalien des Nierenhohlsystems 29
3.3 Ureteranomalien 30
3.4 Blasenanomalien 34
3.5 Anomalien der Urethra und der Genitalorgane 35

4 Entzündungen 40

4.1 Der unspezifische Harnwegsinfekt (HWI) 40
4.2 Pathophysiologie 41
4.3 Klinik 44
4.4 Unspezifische Entzündungen
 der Urethra und der Adnexe 47
4.5 Medikamente
 zur Behandlung von Harnwegsinfekten 48
4.6 Spezifische Entzündungen
 des Urogenitalsystems 49

5 Harnsteinerkrankung ... 55

- 5.1 Pathophysiologie ... 55
- 5.2 Zusammensetzung, Form und Lage der Harnsteine ... 57
- 5.3 Klinik ... 59
- 5.4 Therapie und Metaphylaxe ... 63

6 Tumoren des Urogenitalsystems ... 67

- 6.1 Gutartige Tumoren des Nierenparenchyms ... 67
- 6.2 Bösartige Nierentumoren ... 69
- 6.3 Tumoren des Urothels ... 72
- 6.4 Prostatakarzinom ... 77
- 6.5 Hodentumoren ... 84
- 6.6 Peniskarzinom ... 89
- 6.7 Skrotalkarzinom ... 90

7 Störungen der Harnentleerung ... 91

- 7.1 Prostatahypertrophie ... 91
- 7.2 Prostatakarzinom ... 99
- 7.3 Neurogene Blasenfunktionsstörungen ... 100
- 7.4 Harnröhrenstrikturen ... 103
- 7.5 Angeborene Harnröhrenerkrankungen ... 104

8 Urologische Erkrankungen der Frau ... 105

- 8.1 Infektionen und Reizsyndrome ... 105
- 8.2 Interstitielle Zystitis ... 106
- 8.3 Harnröhrenerkrankungen ... 106
- 8.4 Anstrengungsinkontinenz (Streßinkontinenz) ... 107
- 8.5 Fistelbildungen ... 109
- 8.6 Sexualpathologie mit urologischen Bezügen ... 110

9 Urologische Erkrankungen im Kindesalter ... 112

- 9.1 Allgemeine Diagnostik ... 112
- 9.2 Angeborene Abflußbehinderungen ... 112
- 9.3 Primärer vesiko-ureteraler Reflux ... 114
- 9.4 Blasenextrophie, Epi- und Hypospadie ... 115
- 9.5 Kryptorchismus ... 116
- 9.6 Phimose ... 117
- 9.7 Torsion des Hodens und seiner Anhangsgebilde ... 117
- 9.8 Tumoren des Urogenitalsystems ... 119
- 9.9 Enuresis (Nocturna) ... 119

10 Verletzungen der Urogenitalorgane 121

10.1 Klinik der Urogenitalverletzungen 121
10.2 Nierenverletzungen 122
10.3 Harnleiterverletzungen 123
10.4 Harnblasenverletzungen 125
10.5 Harnröhrenverletzungen 125
10.6 Verletzungen des Genitale 126

11 Urologische Therapie 127

11.1 Nephrektomie 127
11.2 Nierenbeckenplastiken
     und Ausgußsteinoperationen 129
11.3 Perkutane Nierenoperationen 129
11.4 Blasenoperationen 130
11.5 Harnumleitung 130
11.6 Endoskopische (transurethrale) Eingriffe 135

*12 Sexuelle Funktionsstörungen beim Mann,
     Fertilitätsprobleme und Familienplanung* 137

12.1 Impotentia coeundi 137
12.2 Impotentia generandi 139
12.3 Varikozele 141
12.4 Vasektomie und Familienplanung 141

13 Dringliche urologische Sprechstundensituationen ..144

13.1 Hämaturie 144
13.2 Oligurie und Anurie, Harnverhaltung 147
13.3 Unfreiwilliger Harnabgang 149
13.4 Akute Urogenitalinfekte 151
13.5 Steinkolik 151
13.6 Einseitige Volumenzunahme
     des Skrotalinhaltes, Hodenschmerzen 153
13.7 Induratio penis plastica (M. Peyronie) 158
13.8 Priapismus 158
13.9 Paraphimose 159

*14 Psychosomatische Syndrome
     in der urologischen Sprechstunde* 161

Anhang

Lösungen zu den Übungsaufgaben 163

Literatur- und Quellenverzeichnis 168

Sachverzeichnis 169

Beirat 174

1 Urologische Leitsymptome

Leitsymptome, die auf urologische Erkrankungen hinweisen sind:
- Schmerzen,
- Veränderungen der Harnmenge und Harnzusammensetzung,
- Miktionsstörungen und
- Symptome aus dem Sexualbereich.

1.1 Schmerzen

Schmerzen, die ihre Ursache in den oberen Harnwegen haben, sind praktisch immer Kolikschmerzen. Echte nierenbedingte lumbale Dauerschmerzen sind selten (z.B. starke entzündliche Schwellung des Nierenparenchyms). Die Schmerzen in Blase, Prostata und Genitale haben keinen Kolikcharakter. Sie sind „dumpf", evtl. krampfartig oder brennend.

Kolik (Nieren-, Harnleiterkolik)

Ursache. Akute Verlegung der oberen Harnwege → Überdruck evtl. Spasmus.

Klinik. „Vernichtender", einseitiger Dauerschmerz von wechselnder Intensität, verbunden mit Übelkeit, Erbrechen, Kollaps, Darmlähmung („vegetatives Gewitter"), Ausstrahlung in Richtung Genitalien und Oberschenkel.

Therapie. Intravenös! Analgetika, evtl. Spasmolytika.

Nierenschmerzen („mal aux reins")

 Chronische Rückenschmerzen sind kaum jemals nierenbedingt (→ orthopädische Abklärung, WS-Metastasen?).

Vorkommen. Konstantes lumbales Druckgefühl im kostovertebralen Winkel, möglich bei Tumor (Nierenzellkarzinom, Hydronephrose, Zystennieren), bei Entzündung (Pyelonephritis, Paranephritis) und bei beginnender Steinkolik.

Differentialdiagnose. Orthopädische, gynäkologische, rheumatologische, metastasenbedingte (Prostatakarzinom) Rückenschmerzen.

Blasenschmerzen

Vorkommen. Akute Retention: heftiger, suprapubischer Dauerschmerz; akute bakterielle Zystitis: brennender Schmerz in der Urethra; Blasenkrämpfe (Tenesmen).

Prostataschmerzen

Vorkommen. Bei akuter abszedierender Prostatitis, selten bei subakut-chronischer Prostatitis. Schmerzhafte Defäkation und dumpfes Druckgefühl im Dammbereich.

> Uncharakteristische Beschwerden im Unterbauch bzw. im Dammbereich genügen nicht für die bequeme Schnelldiagnose „chronische Prostatitis".

Differentialdiagnose. Hämorrhoiden, Proktalgie. Nicht selten psychosomatische Überlagerung.

Hoden- bzw. Nebenhodenschmerzen

Bei Infekt, nach Trauma: akut, heftig bis „vernichtend", oft ausstrahlend; bei Varikozele, Hydrozele, Tumor: dumpf, wenig intensiv, „ziehend".

1 Urologische Leitsymptome

1.2 Veränderungen der Harnmenge und Harnzusammensetzung

Anurie (< 100 ml/24 h). Prärenale? renale? prostrenale Anurie?

Hämaturie. Makro-, Mikrohämaturie; initiale, terminale, totale Hämaturie. Für eine erkennbare Makrohämaturie genügen 0,5 ml Blut in 1.000 ml Urin. Eine relevante Mikrohämaturie besteht wenn mehr als 2–3 Erythrozyten pro Gesichtsfeld erkennbar sind.

> Hämaturie muß immer abgeklärt werden, sie ist so lange tumorverdächtig, bis das Gegenteil bewiesen ist.

Oligurie. Verminderte Harnausscheidung (<500 ml/24 h): bei Dehydratation, akutem und chronischem Nierenversagen.

Pneumaturie. Luft-/Gasbeimengung zum Urin z.B. bei Infekten mit gasbildenden Bakterien oder bei Darm-Blasen-Fisteln.

Polyurie. Vermehrte Harnproduktion z.B. bei Diabetes oder bei Behandlung einer Herzinsuffizienz mit Diuretika; führt zur Pollakisurie und Nykturie. Entlastungspolyurie nach Behebung einer Harnverhaltung (oft >5.000 ml/24 h).

Pyurie. Leukozyten im Urin in unterschiedlicher Menge, in der Regel gleichzeitige Bakteriurie, Leukozytenzylinder bei Nierenbeteiligung. „Sterile" Pyurie: bei Tbc, nach Antibiotikabehandlung, bei Chlamydien, Mykoplasmen.

> Keine Zystitis ohne Bakteriurie und Leukozyturie (Pyurie), Pollakisurie und Nykturie!

1.3 Miktionsstörungen

Akute Harnverhaltung. Entleerungsunmöglichkeit mit qualvollem Harndrang → urologische Notfallsituation. *Therapie*: Entlastung mit Katheter oder suprapubischer Ableitung.

Algurie. Krampfartige, schmerzhafte Miktion bei Entzündungen (Zystitis, Urethritis, Prostatitis).

Dysurie. Mit Mißempfindungen verbundene verzögerte Entleerung, schwacher Strahl (bei Entzündungen und Abflußbehinderung).

Enuresis. Enuresis nocturna („Bettnässen"): psychosomatische Erkrankung (s. Kinderurologie).
Enuresis diurna et nocturna: kontinuierliches Träufeln bzw. intermittierender Harnverlust bei Tag und Nacht ist verdächtig auf eine organische Erkrankung (Mißbildung, neurogene Affektion, Infekt).

Imperativer Harndrang. Unbeherrschbarer Drang zu – meist schmerzhafter – Entleerung bei Zystitis, nach Blasenoperationen und nach Strahlentherapie → Inkontinenz.

Inkontinenz (Unfreiwilliger Harnabgang). Verschiedene Ursachen und Schweregrade. Mißbildung: totale Inkontinenz; defekter Verschlußapparat: Streßinkontinenz; neurologischer Defekt: Dranginkontinenz („Urge"-Inkontinenz), reflektorische Entleerung.

Nykturie. Häufiges nächtliches Wasserlassen meist in kleinen Portionen. Zu unterscheiden von nächtlicher Polyurie bei Herzinsuffizienz.

Pollakisurie. Häufige Entleerung kleiner Portionen bei Blasenentzündungen oder Abflußbehinderung.

Tenesmen. Blasenkrämpfe im Anschluß an die Miktion bei Zystitis oder Fremdkörpern in der Blase → imperativer Harndrang.

Veränderungen des Harnstrahls. Zweiteilung, Drehung, dünner Strahl z.B. bei Urethraerkrankungen (Entzündungen) oder Narbenbildung (Strikturen).

1.4 Symptome aus dem Sexualbereich

Blutiges Ejakulat (Hämatospermie). Meist ohne große Bedeutung; wird gelegentlich beobachtet bei Entzündungen von Prostata und Samenblasen, sehr selten bei Tumoren. Die Patienten sind in der Regel sehr verstört und müssen beruhigt werden.

Fehlende Ejakulation. Nach ausgedehnten Lymphadenektomien (bei Hodentumoren) oder nach Prostataoperationen (retrograde Ejakulation in die Blase).

Impotenz. Unvermögen, eine taugliche Erektion zu erzielen. Bei nahezu 80% der Betroffenen ist die Ursache organischer Natur (s. Kap. 12).

Sterilität. Zeugungsunfähigkeit (s. Kap. 12).

Urethraausfluß. Eitriges Sekret, miktionsunabhängig z.B. bei Gonorrhoe (ausgesprochen eitrig) oder auch bei Chlamydien/Mykoplasmeninfekten (weißlich, glasig).

Übungsfragen zu den Kapiteln 1 und 2

→ Seite 22

2 Urologische Diagnostik

Keine Untersuchung ohne Anamnese. Eine sorgfältig aufgenommene Anamnese kann 50–90% der Diagnose bringen.

2.1 Klinische Untersuchung

Nieren

Inspektion. Tumoren sind höchstens bei Kindern zu erkennen.

Palpation. Bimanuell am Patienten in Rückenlage. Bei tiefer Inspiration ist bei mageren Patienten der untere Nierenpol, evtl. die ganze Niere palpierbar (Abb. 2.1).

Perkussion. Nützlich bei Verdacht auf Tumoren und nach Trauma (perirenales Hämatom).

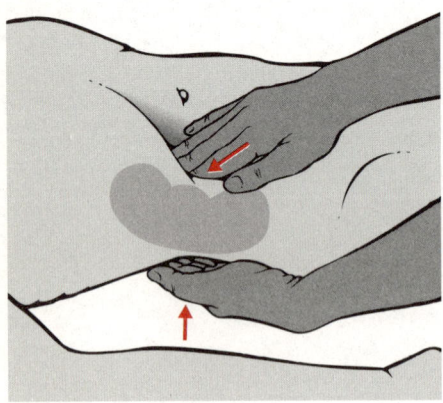

Abb. 2.1. Nierenuntersuchung, bimanuelle Palpation der Niere in Inspiration

Auskultation. Bei <5% der Hypertoniker systolisches Geräusch im Kostovertebralwinkel bzw. im Oberbauch als Hinweis für eine Nierenarterienstenose.

Sonographie. Bei Verdacht auf Tumoren, Zysten, Steine, Harnstauung.

Blase

Inspektion. Erkennbarer Unterbauchtumor bei chronischer Harnretention.

Palpation und Perkussion. Nützlich zur Restharnbeurteilung.

Katheterismus. Bei der Frau zur Harngewinnung für die bakteriologische Untersuchung.

Harnflußmessung. Nützlich für die Beurteilung von Abflußbehinderungen und für die Kontrolle von Harnröhrenstrikturen (Harnflußrate in ml/s).

Sonographie. Zur Messung der Restharnmenge (angenähert).

Penis

Inspektion. Phimose, Meatusstenose, Hypo- bzw. Epispadie, Primäraffekt, spitze Kondylome, Balanitis, Urethraausfluß, Tumor.

Palpation. Narbige Verhärtungen: Strikturen, Induratio penis plastica.

Skrotum und Testes

> Jede schmerzlose Volumenzunahme des Skrotalinhalts ist zunächst einmal tumorverdächtig.

Inspektion. Hauterkrankungen, Hodengröße und -lage (Leistenhoden, Pendelhoden, Kryptorchismus).

> Bei Hodenhochstand im Kleinkindesalter ist die rechtzeitige Behandlung angezeigt (Zeugungsfähigkeit).

2.1 Klinische Untersuchung

Palpation. Bimanuell, ohne Druck, Beurteilung von Hoden und Nebenhoden: Abgrenzbarkeit, Schmerzhaftigkeit usw.

Diaphanoskopie und Sonographie. Zur Differentialdiagnose Tumor – Hydrozele – Spermatozele.

Rektalstatus (Prostatabeurteilung)

Inspektion. Anorektale Erkrankungen (Hämorrhoiden, Fissuren).

Palpation.
- *Rektum*: Sphinktertonus, Rektumkarzinom;
- *Prostata*: Konsistenz, Begrenzung, Oberflächenbeschaffenheit, Schmerzhaftigkeit, Größe (die Größe erlaubt keinen Schluß auf das Ausmaß einer etwaigen Abflußbehinderung);
- *Samenblasen*: sind nur selten tastbar.

Die Rektaluntersuchung dient der Früherkennung des Prostatakarzinoms. Sie ist obligater Bestandteil der Allgemeinuntersuchung bei Männern jenseits der Fünfzigerjahresgrenze.

Vaginalstatus

Inspektion. Vulva (Ausfluß), Urethramündung (Tumor, Karunkel, Entzündung, Schleimhautatrophie).

Palpation. Blasenhals und Urethra (Divertikel, Abszeß).

Neurourologische Untersuchung

S_2-S_4-Sensibilität: perianaler Bereich.
S_2-S_4-Reflexe: Achillessehnenreflex und Bulbokavernosusreflex (Pressen der Glans → Kontraktion des Analsphinkters).

2 Urologische Diagnostik

2.2 Wichtige urologische Laboruntersuchungen

Serum

Kreatinin und Harnstoff. Wichtige Parameter zur Beurteilung der Nierenfunktion.

Serumelektrolyte. Dyselektrolytaemie bei Nierenfunktionseinschränkung.
Kalzium (Hyperparathyreoidismus), Harnsäure, Zitrat, Oxalat bedeutungsvoll bei rezidivierender Urolithiasis.

Tumormarker. Bei *Hodentumoren*:
- AFP (α-Fetoprotein)
- β-HCG (humanes Choriongonadotropin)

Beim *Prostatakarzinom*:
- PSA (prostataspezifisches Antigen)
- AP (alkalische Phosphatase)

Urin

Die Urinbeurteilung gehört obligat zum Allgemeinstatus des urologischen Patienten. Nur frischen Urin untersuchen.

Urinentnahme. Die Uringewinnung ist von Alter und Geschlecht abhängig:
- Männer: Mittelstrahlurin,
- Frauen: In der Regel steriler Einmalkatheterismus, ausnahmsweise Mittelstrahlurin,
- Kinder: Mittelstrahlurin, beim Mädchen evtl. Katheter,
- Kleinkinder: steriler Klebebeutel.

Beurteilung. Die chemische Diagnostik mit *Teststreifen* ist für die Praxis vollauf genügend:
- Nitrit (Koliinfekt, unzuverlässig)
- pH
- Protein
- Glukose
- Ketonkörper

- Urobilinogen
- Bilirubin
- Hämoglobin

Die Untersuchung mit dem *Mikroskop* (evtl. Teststreifen genügend) kann Hinweise geben auf: Ery, Leuko, Bakterien, Spermien, Kristalle (Abb. 2.2), Zylinder.

Die *Objektträgerkultur* gestattet eine bakteriologische Diagnose am Krankenbett:
- \> 100.000 Keime = Infekt
- ~ 10.000 Keime = Infektverdacht
- < 10.000 Keime = Kontamination

Keimidentifikation und Resistenzbeurteilung anschließend im Labor.

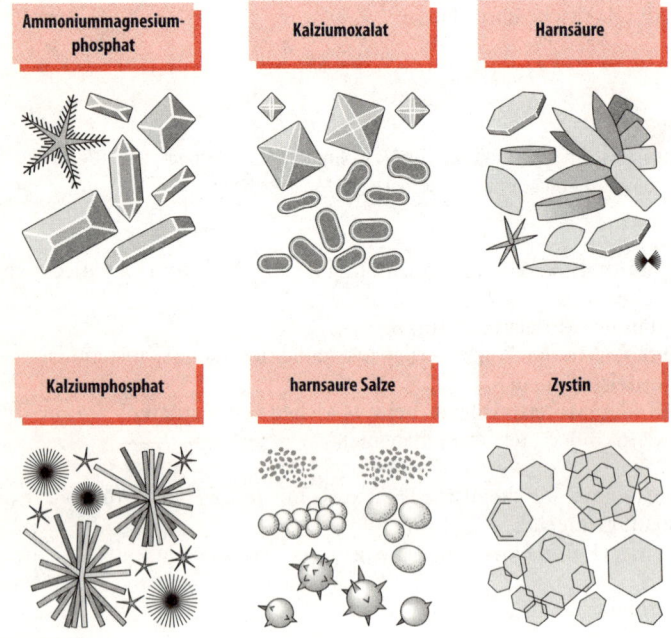

Abb. 2.2. Kristallformen im Sediment

Weitere Urinuntersuchungen

Zwei- oder Dreigläserprobe. Zur Lokalisationsdiagnostik bei Hämaturie und Pyurie.

Urinzytologie. Zur Diagnose von Urotheltumoren und zur Verlaufskontrolle.

24-h-Urin. Zur Messung der Elektrolytausscheidung (Kalzium, Oxalat, Zystin) v.a. bei rezidivierender Harnsteinerkrankung.

Phasenkontrastmikroskopie des Urinsediments. Gestattet Unterscheidung zwischen glomerulären Erythrozyten und Erythrozyten aus den ableitenden Harnwegen.

Beurteilung der Nierenfunktion

Spezifisches Gewicht des Urins. Konzentration möglich bis ca. 1.030 (50jährig), bis 1.040 (20jährig). Bei fortschreitendem Nierenschaden Absinken der Konzentrationsfähigkeit bis 1.006/1.010.

Proteinurie. Bis 100 mg/24 h physiologisch. Beurteilung sollte immer im Zusammenhang mit dem spezifischen Gewicht erfolgen. Ursache v.a. glomeruläre Nephropathien.

Serumkreatinin. 50–120 µmol/l (0,6–1,2 mg%).

Clearanceuntersuchungen. Endogene Kreatininclearance gestattet approximative Beurteilung der glomerulären Filtration (70–140 ml/min = normal, <10 ml/min = dialysepflichtige Niereninsuffizienz) → s. auch Isotopendiagnostik.

Isotopendiagnostik. Durch quantitative Erfassung der γ-Strahlung eines intravenös verabreichten Radioisotops (entlang einer Zeitachse) in Form einer Kurve oder einer „Abbildung" ist eine einfache, seitengetrennte Beurteilung der Nierenfunktion möglich.

Isotopennephrographie. Kurvenmäßige Beurteilung der Ausscheidung des Isotops ^{131}J-Hippuran durch die Niere. Es lassen sich 3 Phasen beurteilen:
- Durchblutungsphase
- Sekretionsphase
- Entleerungsphase

Nierenszintigraphie. Darstellung des Nierenparenchyms mit Isotopen, die sich im funktionstüchtigen Parenchym anreichern. Nichtfunktionierende „kalte" Bezirke (z.B. Zysten) bleiben ausgespart. Gestattet die Beurteilung der anteilmäßigen Funktion der beiden Nieren.

Isotopenclearanceverfahren. Diese wenig belastenden indirekten Verfahren haben die klassischen Clearanceuntersuchungen, die invasiv und relativ aufwendig sind, vollständig ersetzt. Für die Bestimmung der glomerulären Funktion wird ^{51}Cr-EDTA und für die Erfassung der Tubulusfunktion ^{131}J-Hippuran verwendet.

2.3 Bildgebende Untersuchungsverfahren

Sonographie

Wegen der einfachen Anwendung und völligen Risikofreiheit ist die Sonographie zum am häufigsten angewendeten bildgebenden Verfahren in der Urologie geworden. Besonders wichtig ist sie

- für die Differentialdiagnose von raumfordernden Nierenprozessen,
- für die Restharnbestimmung und zur Prostatabeurteilung (Rektalsonde),
- für die Differentialdiagnose von „Kolikschmerzen" und Nierenstaus,
- als Ergänzung zur Diaphanoskopie bei Skrotalschwellungen,
- für Punktionen und Biopsien (interventionelle Sonographie).

Die Sonographie ist keine einfache Untersuchungsmethode. Ihre Anwendung will erlernt sein und die Deutung der Befunde fällt auch dem Erfahrenen nicht immer ganz leicht.

Konventionelle Uroradiologie

Die Röntgenuntersuchung der Nieren und Harnwege mit ihren verschiedenen Spezialmethoden ist nach wie vor eines der wichtigsten diagnostischen Verfahren in der Urologie.

Abdomenübersichtsaufnahme ohne Kontrastmittel („Leeraufnahme"). Beurteilt werden:
- Psoasschatten (gestattet Beurteilung der Qualität der Aufnahme),
- Nierenschatten (Achsenstellung, Lage, Größe, Form),
- Ureterverlauf,

- kalkdichte Verschattungen (Harnsteine, Phlebolithen, verkalkte Lymphome),
- Skelett (Anomalien, Metastasen).

Urogramm („Ausscheidungsurogramm","intravenöse Urographie"). Darstellung der Nieren und Harnwege durch intravenöse Verabreichung eines jodierten, niederosmolaren Kontrastmittels. Untersuchungsablauf je nach Fragestellung (*Urogramm „nach Maß"*), z.B:
- Harnleitersteine: Stauung? Steinlage?
- Abflußbehinderung der Blase: Stauung der oberen Harnwege? Restharn?
- Einschränkung der Nierenfunktion: Infusionsurogramm evtl. mit Schichtaufnahmen.

Kontraindikationen: Überempfindlichkeit auf jodhaltige Kontrastmittel; Niereninsuffizienz.

Retrograde Urographie („retrogrades Uretero-Pyelogramm"). Kontrastdarstellung der oberen Harnwege über einen zystoskopisch eingelegten Ureterenkatheter. Weitgehend ersetzt durch Computertomographie. Hauptgefahr ist die iatrogene Infekteinschleppung.

Deszendierende Urographie. Nach Punktion und Fistelung von Harnstauungsnieren durch die Haut: zur Beurteilung der Abflußbehinderung.

Zystographie. Kontrastdarstellung der Harnblase über einen Katheter bei Verdacht auf Tumor, Divertikel, Reflux (Miktionszystourethrogramm: MCU bei Refluxverdacht).

Urethrographie. Kontrastmittelfüllung der Harnröhre zur Darstellung von Strikturen und Divertikeln. Bei Harnröhrentrauma: zur Prüfung der Harnröhrenkontinuität (Abriß? Kontrastmittelaustritt?).

Nierenangiographie. Vor allem zur Beurteilung von Nierenverletzungen und bei Verdacht auf renale Hypertonie.

Vaso-vesikulographie, Kavernosographie. Seltene uroradiologische Untersuchungen bei Fertilitätsproblemen und Potenzstörungen.

Computertomographie (CT)

Radiologisches Untersuchungsverfahren, das axiale Querschnittsbilder des Körpers vermittelt. Die Untersuchung erfolgt mit oder ohne Kontrastmittel und gibt aufschlußreiche Bilder v.a. für die Beurteilung des Tumorstadiums und in der Metastasendiagnostik:
- Infiltration in benachbarte Strukturen (Blase, Prostata, Nieren),
- Befall regionaler Lymphknoten,
- Fernmetastasen (Leber, Lunge; Hirn).

Kernspintomographie (MRT)

Auf der magnetischen Kernresonanz beruhendes Untersuchungsverfahren, das Schnittbilder des Körpers in beliebiger Ebene (axial, sagittal und frontal) vermittelt. *Vorteil*: keine ionisierende Strahlung, verschiedene Schnittebenen.

Diagnostische Wertigkeit bei urologischen Erkrankungen: Dem CT vergleichbar, diesem nur ausnahmsweise überlegen.

2.4 Instrumentell-endoskopische Untersuchung und Endourologie

Die Instrumentation der Harnwege verlangt eine strikt aseptische Technik. Sie sollte deshalb – mit Ausnahme des Katheterismus – nur unter OP-Bedingungen vorgenommen werden. Die unsachgemäße Einführung der Instrumente ist nicht nur sehr unangenehm, sondern kann auch gravierende Spätfolgen nach sich ziehen. Instrumentelle und endoskopische Maßnahmen beim Mann sind deshalb die Domäne des Urologen.

Katheterismus

Indikationen:
- Blasenentleerung bei Abflußbehinderung,
- Freihaltung und Überwachung der Urinausscheidung (postoperativ, Trauma, Schock),
- Restharnbestimmung (ausnahmsweise),
- Uringewinnung zur bakteriologischen Untersuchung bei der Frau.

Instrumente. Einmalkatheter (aus Kunststoffmaterial). Dauerkatheter (aus Latexgummi, mit Ballon). Sonden und Bougies (aus Kunststoff-

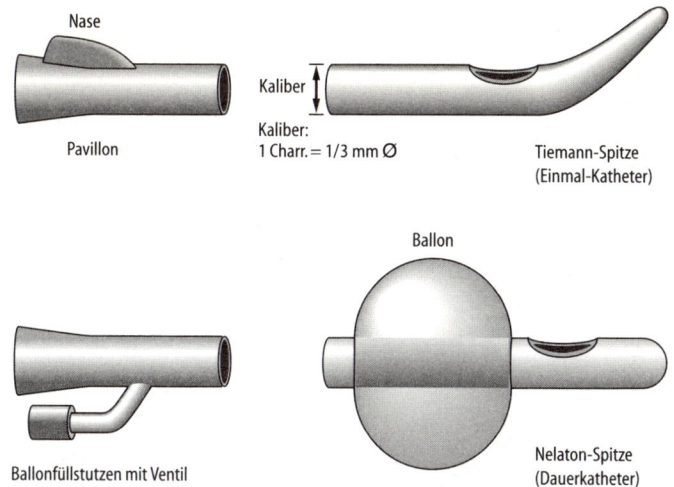

Abb. 2.3. Gebräuchliche Kathetertypen

material) zur Beurteilung des Harnröhrenkalibers und zur Erweiterung von Strikturen.

Kaliber und Typ. Die Kaliberbezeichnung erfolgt traditionsgemäß in Charrière (Charr), im Angelsächsischen French (F) genannt (Abb. 2.3).

> ! Mit der Charrièrezahl meint man den Umfang (U) in mm. Davon ausgehend ergibt sich der Durchmesser (= 2r) wie folgt:
> $U = 2r \times \pi$; π = ungefähr 3; Durchmesser = U/π also etwa = $U/3$
> Die Teilung der Charrière-Zahl durch 3 ergibt also in etwa den Durchmesser in mm.

Die wichtigsten Kathetertypen sind die geraden „Nelaton"-Katheter und die „Tiemann"- (oder „Mercier"-)Katheter mit aufgebogener Spitze (Abb. 2.3).

> ! Das Instrument der Wahl für die Behebung der Harnverhaltung des Prostatapatienten ist ein Tiemann-Katheter, Charrière 16–20 (Abb. 2.4).

2.4 Instrumentell–endoskopische Untersuchung u. Endourologie

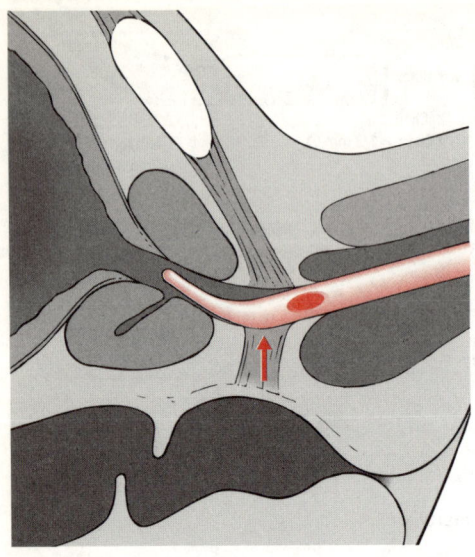

Abb. 2.4. Tiemann-Katheter bei der Einführung in die Blase. Die gekrümmte Katheterspitze paßt sich der Biegung der hinteren Harnröhre im Prostatabereich an; dadurch werden Verletzungen vermieden

Durchführung. Man benötigt: Katheter, Desinfektionsmittel, Tupfer, Gleitmittel, Klemme, Schale, Handschuhe auf steriler Unterlage.

Vorgehen. Patient auf harte Unterlage lagern, evtl. Beckenbereich unterlegen. Streng aseptisches und atraumatisches Vorgehen. Desinfektion der Urethramündung. Instillation eines anästhesierenden Gleitmittels (Einmalgebrauchspackung).
Katheter mit Klemme 5–7 cm hinter der Spitze fassen. Katheterpavillon zwischen 4. und 5. Finger der gleichen Hand klemmen (Abb. 2.5). Katheterspitze mit reichlich Gleitmittel versehen. Katheter einführen und 15–20 cm vorschieben. Pavillon loslassen. Mit der Hand vorsichtig vollständig einführen (Abb. 2.6).

Cave: Niemals Gewalt anwenden (Verletzungs-/Strikturgefahr). Infektprophylaxe ist nur ausnahmsweise (z.B. bei Restharn) notwendig.

16 | **2 Urologische Diagnostik**

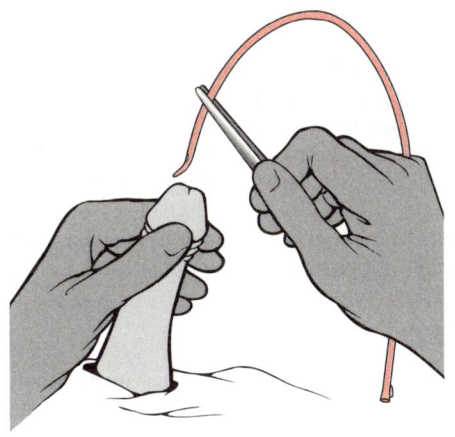

Abb. 2.5. Katheterismus. Haltung des Katheters für die sterile Einführung in die Blase. Die Katheterspitze wird mit einer sterilen Pinzette fixiert; das Katheterende wird zwischen dem 4. und 5. Finger der Katheterhand gehalten

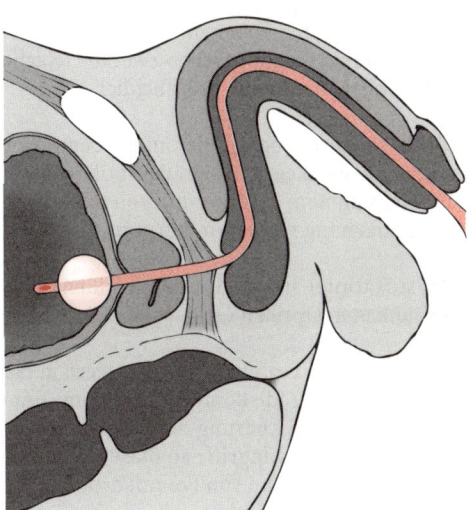

Abb. 2.6. Ballonkatheter. Funktionsgerechte Lage des Ballonkatheters mit aufgefülltem Ballon

2.4 Instrumentell–endoskopische Untersuchung u. Endourologie

Blasenspülung

- Zur **mechanischen Reinigung** der Blase bei Dauerkatheterträgern mit Tendenz zur Steinbildung. Desinfektionsmittel oder Antibiotikalösungen als Spülflüssigkeiten sind teuer. Ebensogut geeignet sind: abgekochtes Wasser, Kamillenabsud.
Eine dem Blasenvolumen entspechende Flüssigkeitsmenge wird unter Verwendung einer Blasenspritze und kräftigem Stempeldruck mehrfach instilliert.
- Zur **Gewinnung von Zellmaterial** bei Verdacht auf Urothelkarzinom. Identisches Vorgehen, aber mit 50 ml physiologischer NaCl-Lösung.

Endoskopie

In der Regel werden starre Endoskope verwendet, die aus einem „Schaft", (Rohr) mit Spülwasserzufluß und Abfluß, einer Optik zur Beobachtung und (fakultativ, sofern das Endoskop auch für Manipulationen benutzt wird) einem Arbeitseinsatz (durch den Instrumente eingeführt werden können) bestehen. Das Licht wird von einer „Lichtquelle" über ein Glasfaserkabel zum Endoskop und durch dieses an den Beobachtungsort geleitet. Die Beobachtung erfolgt heute häufig an einem Monitor (kleine Fernsehkamera am Okular). Zu rein diagnostischen Zwecken (Nachsorge) sind vielerorts auch flexible Instrumente gebräuchlich.

Untersuchung der Harnröhre (Urethroskopie). Die Untersuchung der Harnröhre erfolgt durch eine vorausblickende, prograde Optik (0–30°). Mögliche urethroskopische Maßnahmen: Erweiterung von Strikturen (Urethrotomia interna) und Entfernung von Fremdkörpern.

Untersuchung der Blase (Zystoskopie). Inspektion der gefüllten Blase mit verschiedengradig abgewinkelten Optiken (45–110°) → Papillome, Divertikel, Steine.
Mögliche urethroskopische Maßnahmen: Einführen von Kathetern in die oberen Harnwege zur Diagnostik (retrograde Röntgendarstellung, Entnahme von Separaturin) und Therapie (Sicherung des Harnabflusses, „innere Schienung"). Elektrochirurgische Eingriffe an Blasentumoren, Zertrümmerung von Steinen und Entfernung von Fremdkörpern.

> **!** Eine typische endoskopische Untersuchung beginnt mit der Urethroskopie, mit der das Instrument unter Sicht in die Blase eingeführt wird; dann wird die Optik ausgewechselt und die Blase beurteilt und allenfalls eine Therapiemaßnahme angeschlossen.

Untersuchung der Harnleiter (Ureterorenoskopie). Mit speziellen, dünnen (7–11 Charr), starren (aber auch flexiblen) Instrumenten, die im Prinzip gleich aufgebaut sind wie die Urethrozystoskope. Die Ureterorenoskopie ist angezeigt bei Harnleitersteinen, Tumoren und unklaren Befunden in Harnleiter und Nierenbecken. Anästhesie notwendig (Abb. 2.7).

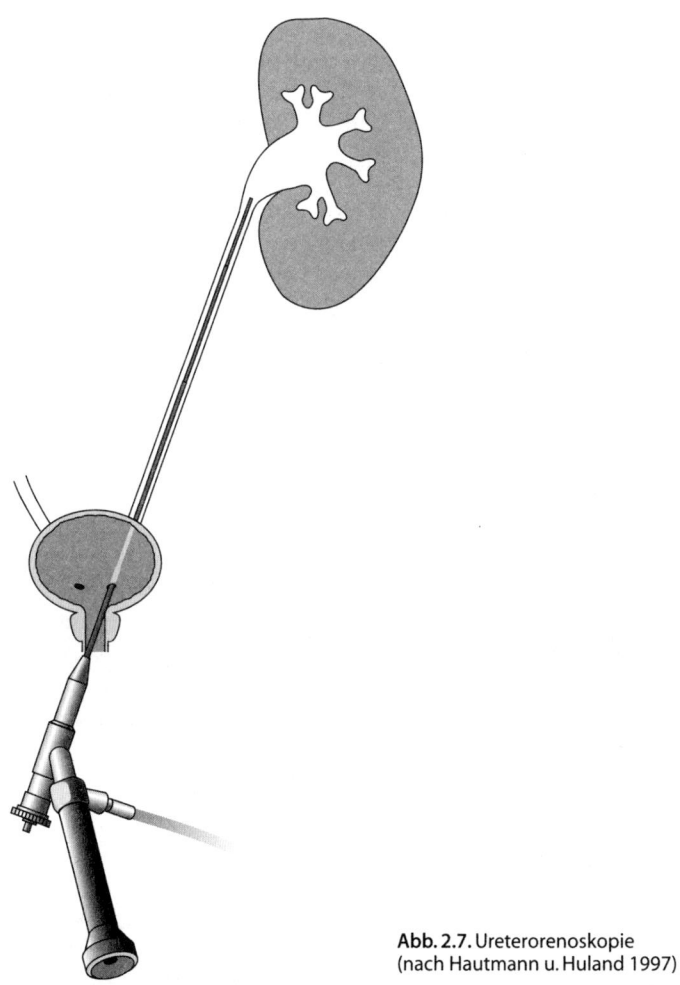

Abb. 2.7. Ureterorenoskopie (nach Hautmann u. Huland 1997)

Perkutane Pyeloskopie. Dazu wird nach perkuntanter Punktion des Nierenbeckens (unter Röntgen- oder Ultraschallkontrolle) und langsamer Erweiterung des Punktionskanals durch diesen ein Instrument direkt ins Nierenbecken eingeführt, mit dem der Nierenhohlraum inspiziert und Operationen (Steinentfernungen, Tumorabtragungen) durchgeführt werden können.

2.5 Urodynamische Untersuchung

Blasendruck- und Sphinkterdruckmessung (Zystosphinkterometrie)

Druckregistrierung in Blase und hinterer Harnröhre bei langsamer Füllung; wird oft mit Röntgendarstellung kombiniert.

Indiziert ist die Zystosphinkterometrie zur Beurteilung von neurogenen und myogenen Blasenerkrankungen und bei Schäden am Verschlußapparat (Differentialdiagnose verschiedener Inkontinenzformen).

Zur Beurteilung des Sphinkterschlusses wird ein Meßkatheter, aus dem eine Spüllösung in konstantem Fluß ausströmt, langsam durch die hintere Harnröhre gezogen und ein „Druckprofil" aufgezeichnet (Abb. 2.8).

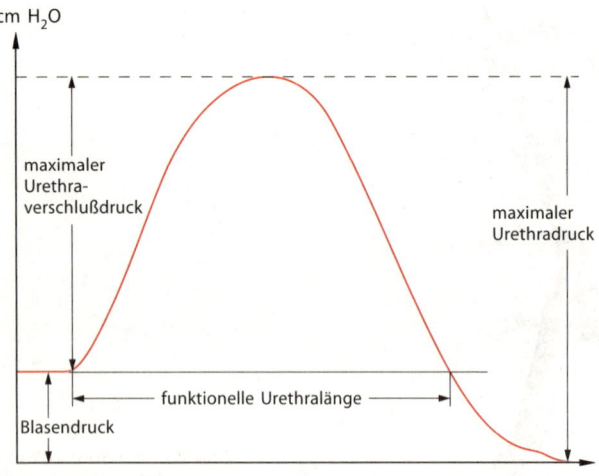

Abb. 2.8. Urethradruckprofil (nach Hautmann u. Huland 1997)

Harnflußmessung (Uroflowmetrie)

Die Uroflowmetrie ermöglicht die objektive Messung des Harnflusses in ml/s und ist indiziert zur Beurteilung der Abflußbehinderung bei Prostataerkrankungen und Harnröhrenstrikturen.

Normale Harnflußrate: 20–40 ml/s. Werte unter 20 ml/s sind pathologisch.

Die Messungen müssen mehrfach vorgenommen werden und sind nur verwertbar, wenn die entleerte Urinmenge nicht weniger als 150–200 ml beträgt (Abb. 2.9).

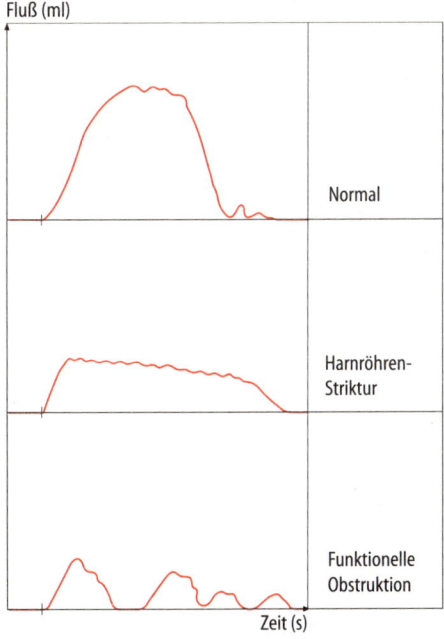

Abb. 2.9. Charakteristische Miktionsbilder (nach Hautmann u. Huland 1997)

Übungsfragen zu den Kapiteln 1 und 2

1. Was verstehen Sie unter „imperativem Harndrang" und an welche Erkrankungen denken Sie bei diesem Symptom?
2. Was ist der Unterschied zwischen Pollakisurie und Polyurie?
3. Wie prüfen Sie, ob bei einem Rückenmarksverletzten eine Caudaläsion vorliegt?
4. Nennen Sie wichtige Indikationen für eine Ultraschalluntersuchung (Sonographie) der Harnwege!
5. Was ist das typische am Nieren-, Harnleiterkolikschmerz?
6. Warum führen Sie bei einem 60jährigen Mann eine Rektaluntersuchung durch?
7. Wieviele Keime müssen auf einer Urin-Objektträgerkultur vorhanden sein, daß Sie die Diagnose „Infekt" stellen?
8. Was verstehen Sie unter einem „Urogramm"?
9. Mit welchem Kathetertyp beheben Sie die Harnverhaltung eines 70-Jährigen?
10. In welchen Einheiten notieren Sie das Ergebnis einer Harnflußmessung?

Lösungen → S. 163

3 Wichtige Anomalien der Urogenitalorgane

> Etwa 1/3 der möglichen Fehlbildungen des menschlichen Körpers entfallen auf die Urogenitalorgane. Diese haben damit die höchste Fehlbildungsquote aller Organsysteme (Abb. 3.1).

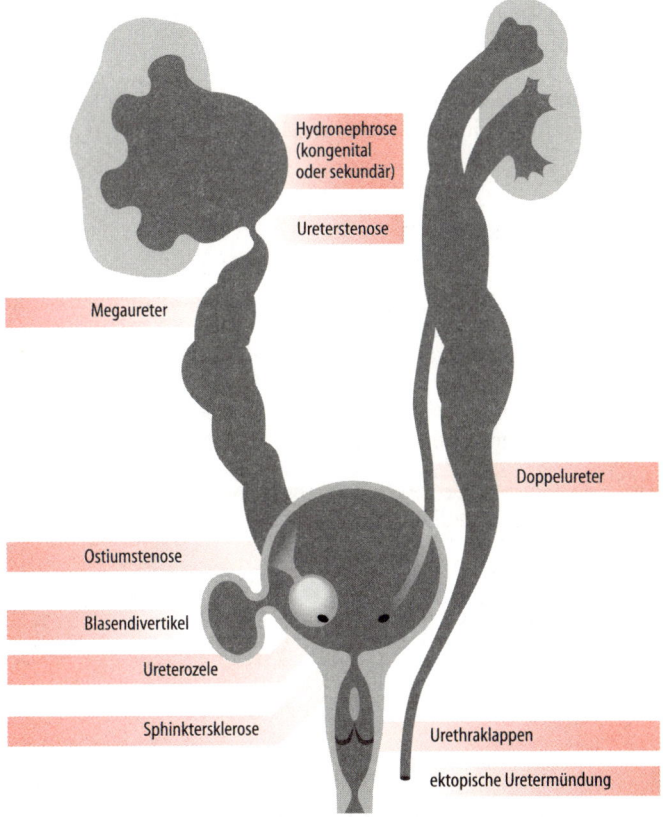

Abb. 3.1. Wichtige Anomalien in der Übersicht (nach Allgöwer u. Siewert 1992)

Ursache. Komplexe Embryologie. Die Nierenentwicklung durchläuft mehrere ontogenetische Phasen:
- Vereinigung der Ureterknospe des Wolff-Ganges mit dem Nierenblastem,
- verschiedene Verschiebungs-, Reduktions- und Rotationsprozesse.

Blase und Genitalien entwickeln sich unter Teilnahme aller 3 Keimblätter.

Bedeutung. Der größere Teil der Anomalien sind Normvarianten ohne pathogenetische Folgen (z.B. Nierenbeckenvariationen). Manche Anomalien sind aber echte Mißbildungen mit entsprechend schweren Konsequenzen für den Betroffenen (z.B. Blasenekstrophie). Einige sind mit dem Leben gar nicht zu vereinbaren (z.B. Nierenagenesie, frühkindliche Form der polyzystischen Nierendysplasie).

Entdeckung. Oft zufällig (Ultraschall), evtl. pränatal oder bei der Abklärung von Nierenfunktionsstörungen, Harnwegsinfekten, Hypertonie.

3.1 Nierenanomalien

Grundsätzlich lassen sich folgende Arten von Anomalien unterscheiden (Abb. 3.2):
- Zahlen- und größenmäßige Anomalien
- Lage- und Formanomalien
- Gefäßanomalien
- Zystische Nierenfehlbildungen

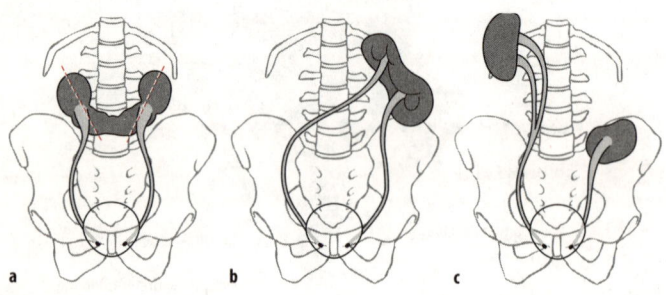

Abb. 3.2 a-c. Verschiedene Nieren- und Ureteranomalien. **a,b** Verschmelzungsnieren: **a** Hufeisenniere, **b** gekreuzte Dystopie, **c** *rechts* Ureter fissus, *links* Beckenniere

Variationen von Größe, Zahl, Lage und Form der Nieren

- *Bilaterale Agenesie*: Sehr selten; letal.
- *Unilaterale Agenesie*: Bei gesunder Restniere bedeutungslos (1 : 1.000–1.500).

Ursache. Fehlen des Wolff-Ganges bzw. der Ureterknospe, Ausbleiben der Differenzierung des metanephrogenen Gewebes.
  Cave: Entfernung einer verletzten Niere ohne Beurteilung des Schwesterorgans.

Hypoplasie (kleiner als 50%)

Ursache. Asymmetrische Verteilung des Nierenblastems, reduzierte Blutversorgung → reduzierte Funktion. DD: entzündliche Schrumpfniere.

Mehrfachbildungen

Ursache. Spaltung der Ureterknospe → dendritisches Nierenbecken → Ureter fissus → Ureter duplex (2 Ostien).

Meyer-Weigert-Regel. Kranial-laterales Ostium (mit kurzem intramuralem Ureter) gehört zum kaudalen ableitenden System.

Klinik. Bei Ureter duplex findet sich gehäuft Reflux, gelegentlich auch Stauung (z.B. durch Ureterozelenbildung). Es handelt sich in der Regel aber um harmlose – bei der urographischen Untersuchung entdeckte – Zufallsbefunde.

Rotationsanomalien

Zum Beispiel: „Kuchenniere" mit ventral gelegenem Nierenbecken, ähnlich den Hufeisennieren. Meist ohne pathologische Bedeutung.

Verschmelzungsanomalien (Hufeisennieren)

Ursache. Fusion beider Nierenblasteme, kaudal von der A. mesenterica inferior, häufig kombiniert mit weiteren Anlagestörungen: asymmetrische Verlagerung (L-Nieren), Hypoplasie eines Nierenanteils, Gefäßanomalien, Malrotation, unvollständige Ascension. Männliches Geschlecht bevorzugt (2 : 1).

Klinik. Häufig ist der Abfluß aus dem Nierenbecken behindert (Hydronephrose), dadurch vermehrte Steinbildung (30%) und Infektdisposition. 2/3 der Hufeisennieren bleiben symptomlos.

Diagnostik. Ultraschall, Urographie: typisch kaudalwärts konvergierende Nierenachsen.

Dystopien

Beckenniere, Thoraxniere, gekreuzte Dystopie (Niere liegt auf der Gegenseite, Uretermündungen normal).

Nierengefäßanomalien

Variationen der Gefäßversorgung sind sehr häufig und in der Regel bedeutungslos. Gelegentlich sind sie die Ursache von Hydronephrosen, weil sie als „Polgefäße" den pyeloureteralen Übergang kreuzen.
Intrarenale Gefäßmißbildungen (Aneurysmen, arterio-venöse Fisteln) können angeboren oder erworben (Punktionen) sein.
Die fibro-muskulöse Hyperplasie der Nierenarterienwand engt das Gefäßlumen ein und ist eine Ursache der renalen Hypertonie.

Zystische Nierenfehlbildungen

Einfache Zysten. Solitär oder multipel. Meist symptomlos, häufiger Zufallsbefund bei der Ultraschalluntersuchung. Mit zunehmendem Lebensalter häufiger.

Differentialdiagnose. Tumoren des Nierenparenchyms. Abgrenzung von Zysten durch Ultraschalluntersuchung.
Cave: Zentral-nekrotische Hypernephromknoten und Kombination Zyste-Tumor (ca. 1%). Sonographisch: Binnenecho.

Therapie. Nierenzysten müssen nicht behandelt werden. Bei sehr großen Zysten oder bei unklarer Dignität richtet sich die Indikation nach dem Fall.

Polyzystische Nierenfehlbildungen

Angeboren, vererbbar, bilateral, progredient, oft kombiniert mit Zysten anderer Organe, v.a. der Leber.

- *Infantile Form*: Unmittelbar letal (autosomal-rezessiv vererbt).
- *Adulte Form*: Manifestiert sich in der Regel zwischen dem 30. und 50. Lebensjahr (autosomal-dominant vererbt).

Klinik. Schmerzlos, gelegentlich lumbales Völlegefühl oder intestinale Verdrängungserscheinungen, evtl. Hämaturie, Steinbildung, Infekt, später: Niereninsuffizienz.

Diagnostik. Im Urogramm typische lang ausgezogene, auseinandergedrängte Kelche. Im Sonogramm/CT: rundlich-zystische Hohlräume unterschiedlicher Größe.

Therapie. Eine kausale Behandlung gibt es nicht. Im Spätstadium: Dialyse → Transplantation.

Prognose. In der Regel vergehen vom Zeitpunkt des Auftretens klinischer Erscheinungen bis zur Niereninsuffizienz 5–10 Jahre.

Markschwammniere

Charakteristisch sind pfefferkorngroße Zysten im Bereich der Papillen, ein- oder doppelseitig auftretend; evtl. sind nur Teile einer Niere befallen. Angeboren aber nicht hereditär.

Klinik. Die Krankheit ist häufig kombiniert mit Hyperkalziurie und Tendenz zur Steinbildung in den Zysten. Rezidivierende Uretersteine.

Diagnostik. Multiple, pfefferkornartige Verschattungen im Papillenbereich auf der Leeraufnahme. Im Urogramm sind die erweiterten Sammelrohre mit kleinen Zysten gelegentlich deutlich erkennbar.

Therapie. Bei partiellem Befall der Niere evtl. Teilresektion.

Nephroptose

("Senkniere", "Wanderniere", ren mobilis). Die normale Niere verschiebt sich um 1–2 Wirbelkörper (Liegen → Stehen). Die rechte Niere steht immer tiefer.

Die Nephroptose ist Ausdruck einer allgemeinen Enteroptose und abnormer Beweglichkeit durch Lockerung der renalen Fixierung. In Einzelfällen vorübergehende Abflußbehinderung mit Druckgefühl möglich (Abb. 3.3).

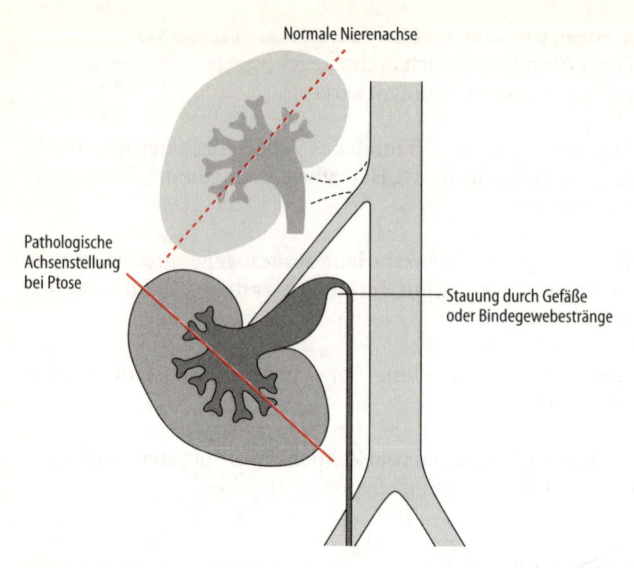

Abb. 3.3. Nephroptose: Senkung und Kippung der Niere. Zug am Gefäßbündel. Vorübergehende Abflußbehinderung aus dem Nierenbecken möglich

Betroffen ist vorwiegend die rechte Niere, besonders bei grazilen Frauen (oder nach starker Gewichtsabnahme). Keine Behandlungsnotwendigkeit. *Cave* sog. Nephropexie.

> Rückenschmerzen („mal aux reins") sind kaum je nierenbedingt. Cave: Voreilige, die Nieren involvierende Diagnosen.

Fallbeispiel

Anamnese. Eine 55jährige Frau konsultiert wegen Oberbauchbeschwerden, vor allem Druck- und Völlegefühl, den Hausarzt, der zuerst symptomatisch behandelt. Wegen einer Hypertonie von 150/95 wird eine blutdrucksenkende Therapie eingeleitet. Als einige Wochen später eine rechtsseitige Nierenkolik mit Hämaturie auftritt, wird eine Serumprobe entnommen, die eine Kreatininerhöhung auf 150 mol/L ergibt. Im Urinstatus finden sich nur noch leicht vermehrt Erythrozyten.

Weitere Abklärungen. Erstmals wird nun der Oberbauch der Patientin inspiziert. Er ist aufgetrieben, man denkt an eine Lebervergrößerung. Zur Abklärung wird eine Computertomographie veranlaßt, die beidseits massiv vergrößerter Zystennieren ergibt. Retrospektiv erfolgt nun auch eine genauere Familienanamnese.

Diese ergibt, daß eine Tante mit 50 Jahren an Urämie gestorben ist.

Diagnose. Polyzystische Nierenerkrankung vom Erwachsenentyp, möglicherweise mit rechtsseitiger Steinepisode.

Beurteilung. Unheilbar fortschreitende Nierenerkrankung, die letztlich zum Nierenversagen führt.

Therapie. Symptomatisch, Eiweißrestriktion, Hochdruckbehandlung, letztlich Nierenersatz-Therapie (Dialyse, Transplantation). Vor einer eventuellen Transplantation muß in der Regel aus Platzgründen im Abdomen einseitig nephrektomiert werden.

3.2 Anomalien des Nierenhohlsystems

Hydronephrose („Sackniere")

Normalerweise faßt das Nierenbecken 4–5 ml. In hydronephrotisch erweiterten Sacknieren findet sich bis zu 1.000 ml Urin.

Ätiologie. Abflußbehinderung aus dem Nierenbecken durch Kompression von außen (Gefäße, Bindegewebestränge). Andere Ursachen: kongenitale subpelvine Harnleiterstenose oder sekundäre Stenosierung des pyeloureteralen Übergangs z.B. durch Konkremente.

Pathophysiologie. Senkung des effektiven Filtrationsdrucks → Sammelrohr- und Tubuluserweiterung → Durchblutungsverminderung → Parenchymatrophie → atrophische Sackniere.

Klinik. Die Entwicklung verläuft häufig symptomlos. Bei großen Hydronephrosen gelegentlich lumbales Druckgefühl und gastrointestinale

Verdrängungserscheinungen. Symptome manifestieren sich in der Regel erst beim Auftreten von Komplikationen (Schmerzen, Hämaturie, septische Erscheinungen).

Diagnostik. Urogrammbefunde je nach Stadium, im Spätstadium keine Darstellung („stumme" Niere) und Verdrängung des Darms. Weitere Abklärung durch Sonographie und/oder CT. DD: große Zyste.

Therapie. Bei funktionstüchtigem Organ Nierenbeckenplastik: Resektion des großen Nierenbeckens mit Beseitigung der pyeloureteralen Abflußbehinderung; Neueinpflanzung des Harnleiters in das verkleinerte Nierenbecken. Entfernung der Niere nur bei schwerer Schädigung.

> **!** Grundprinzip der Nieren- und Harnwegschirurgie: funktionstüchtiges Nierenparenchym soll erhalten werden, wenn immer es klinisch sinnvoll und technisch möglich ist.

3.3 Ureteranomalien

- Zahlenmäßige Anomalien (Agenesie, Mehrfachanlagen)
- Lageanomalie (retrokavaler Ureterverlauf)
- Strukturelle Anomalien (Megaureter)
- Anomalien an der ureterovesikalen Einmündung (Obstruktion, Reflux, Ureterozele)
- Retroperitoneale Fibrose (M. Ormund)

Zahlenmäßige Anomalien
Doppelanlagen (Abb. 3.4)
- Ureter fissus: 1 Ostium
- Ureter duplex: 2 Ostien, nicht selten vesikorenaler Reflux mit Infektkomplikationen, Ureterozelenbildung, ektopische Mündung eines Ureters.

Lageanomalien
Retrokavaler Ureter. Sehr selten. Erweiterung von proximalem Ureter und Nierenbecken.

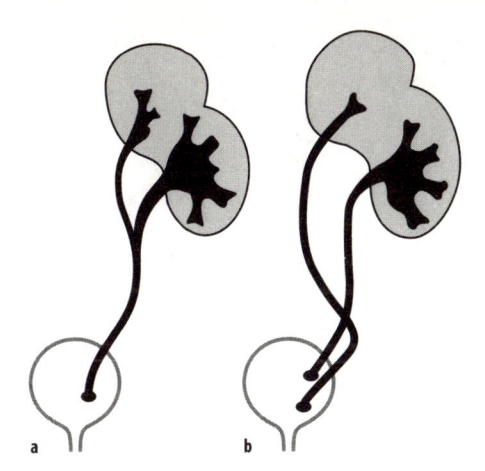

Abb. 3.4 a,b. Doppelanlagen; a Ureter fissus, b Ureter duplex

Strukturelle Anomalien

Megaureter. Angeborene Uretererweiterung, oft ohne sicheres Abflußhindernis an der vesikoureteralen Einmündung, mit oder ohne Reflux. Gelegentlich kombiniert mit Blasen- bzw. Blasenhalsanomalien und Urethrastenosen.

Anomalien an der ureterovesikalen Einmündung

Obstruktiver Megaureter (Hydroureter). Angeborenes stenotisches Segment oder erworbene Stenose an der ureterovesikalen Einmündung (iatrogen, Stein, Tumor).
Behandlung: Operative Behebung der Abflußbehinderung, Vorgehen je nach Ursache und Ausmaß; evtl. Neueinpflanzung.

Reflux

Antirefluxmechanismus. Die Längsmuskelfasern der Uretermündung, die ins Trigonum einstrahlen, werden während der Miktion durch die Trigonummuskulatur blasenhalswärts gespannt. Dadurch verengt sich das Lumen des terminalen Ureters zum virtuellen Spalt. Gleichzeitig wird der intramural-intravesikale Abschnitt durch den Miktionsdruck der Blase (bis zu 50 mmHg) auf der Muskelunterlage komprimiert.

Vesikoureteraler Reflux. Der ureterovesikale Einmündungsbereich ist funktionell ein Einwegventil. Bei Versagen tritt vesikoureteraler Reflux auf.

| I | II | III | IV | V |

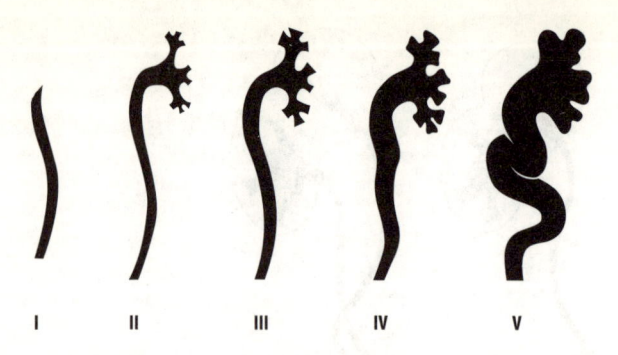

Abb. 3.5. Klassifikation des vesikoureteralen Refluxes nach Heikel und Parkkulainen. Schemazeichnung der Refluxgrade (nach Hautmann u. Huland 1997)

Ätiologie: Die Ursachen sind vielfältig. Entwicklungsstörungen der Trigonumarchitektur, neurogene Erkrankungen, subvesikale Abflußbehinderung. Sie legen eine Einteilung in primären und sekundären Reflux nahe:
- *Primärer Reflux*: Bei Kleinkindern (Neugeborene 50–60% → 4–5jährige<5%) beruht er auf anlagemäßiger Fehlbildung des ureterovesikalen Übergangs. Nach „Reifung" dieser Strukturen kann der Reflux verschwinden.
- *Sekundärer Reflux*:
    - *Obstruktiv*: Kongenitale Urethraanomalien, Prostataerkrankungen, Urethrastrikturen
    - *Neurogen:* Neurogene Blasen nach Rückenmarkstrauma bzw. -erkrankung
    - *Entzündlich:* Bei chronischer Zystitis, interstitieller Zystitis und bei aktinischer Blasenschädigung
    - *Postoperativ-iatrogen:* Nach Ostiumoperationen wegen Ureterozele oder Uretersteinen

Einteilung. In 5 Grade. Grad 1: Reflux in den distalen, 2: proximalen Ureter und Nierenbecken, 3–5: mit zunehmender Dilatation (Abb. 3.5).

> **!** Es gibt einen „sterilen" unkomplizierten Reflux, der an sich bereits Schäden am Nierenparenchym verursachen kann. Eigentlich gefährlich wird Reflux durch das Dazutreten einer Blaseninfektion → Niere.

Das Aufsteigen von Bakterien aus den unteren Harnwegen ins Nierenbecken ist die Hauptursache der chronischen Pyelonephritis.

Klinik. Reflux ist bei Kindern mit Harnwegsinfekten häufig (30–50%). Die Gefahr liegt in der zunehmenden Nierenschädigung durch pyelonephritische Narben und zusätzliche Druckatrophie.

Diagnostik. Diagnostisch beweisend ist das Miktionszystourethrogramm (MCU). Es ist indiziert bei rezidivierenden pyelonephritischen Schüben, bei unklarer Ureterwerweiterung, und bei ungeklärten Lumbalbeschwerden während der Miktion.

Therapie. *Konservativ*: Besonders bei Kleinkindern. Vesikoureteraler Reflux kann ausheilen. Möglichst häufige und vollständige Entleerung der Harnwege durch Miktion nach der Uhr (mindestens alle 2 h) und durch Mehrfachmiktion: 2. und evtl. 3. Miktion jeweils wenige Minuten nach der vorausgegangenen.
Bei Infekt: gezielte, genügend lange durchgeführte harndesinfizierende Behandlung. Damit ist in bis zu 60% der Fälle Heilung möglich. Bei septischen Symptomen sofortige Harnableitung.
Chirurgisch:
- Behandlung etwaiger Refluxursachen wie Abflußbehinderung; Ausgleich der Funktion bei neurogener Blase (z.B. durch intermittierenden Selbstkatheterismus oder TUR) und
- „Reparatur" des Antirefluxventils; Operationen an der Einmündungsstelle des Harnleiters, die eine Rekonstruktion des Ventilmechanismus anstreben.
- Entfernung des infektiösen Herdes bei einseitigem Befall und gesunder Gegenniere durch Nephrektomie.

Ektopische Uretermündung

Im Trigonum (Ureter duplex), in der Urethra (vor oder hinter dem Sphinktersystem), in Vagina, Samenblasen und Rektum (sehr selten).
Gemäß der Meyer-Weigert-Regel handelt es sich immer um den zum kranialen Teil der Niere gehörenden Doppelureter.

Klinik. Kontinuierliches Harnträufeln („Inkontinenz"), sofern die Mündung außerhalb des Verschlußapparates liegt.

Ureterozele

Kongenitale Ostiumstenose: ballonartige Vorwölbung des submukösen Ureterabschnitts mit punktförmigem Ostium, gelegentlich Hydroureter.

Klinik. Stauungsschmerzen, Steinbildung, Infekt → Pyelonephritis.

Retroperitoneale Fibrose (M. Ormod)

Seltene Form der Abflußbehinderung im Bereich der Harnleiter durch eine pathogenetisch bisher unvollständig geklärte, langsam fortschreitende retroperitoneale Bindegewebeneubildung. Betroffen sind v.a. Männer im mittleren Alter (Geschlechtsverhältnis 4:1). Differentialdiagnostisch kommen in Frage:
- Trauma (organisiertes Hämatom, Urinextravasat),
- Entzündung (Divertikulitits, Kolitis),
- Infiltration durch retroperitoneale Tumoren.

Die Erkrankung manifestiert sich durch Ureterkompression meist auf Höhe L4/L5 mit zunehmender Ektasie und Medialverlagerung der betroffenen Harnleiter-Nierenbeckeneinheit.

Klinik. Unterschiedlich starke, uncharakteristische, lumbale Druckbeschwerden. Die Behandlung besteht in der „Ausschälung" und intraperitonealen Verlagerung des betroffenen Ureters. Bei fortgeschrittenen, doppelseitigen Fällen kann eine Harnumleitung notwendig werden. Kortikosteroide und Immunsuppressiva können im Anfangsstadium (gelegentlich durchaus mit Erfolg) versucht werden.

3.4 Blasenanomalien

Urachusfistel/Urachuszyste. Selten. Vollständige bzw. partielle Persistenz des Urachusganges.
Klinik: Zystenbildung in der Medianlinie, Urinaustritt in der Nabelgegend.

Blasenekstrophie. Sehr selten, häufiger bei Knaben. Blase plattenartig, mit der Haut kommunizierend, kombiniert mit Anomalien der Bauchdeckenmuskulatur und des Beckenskeletts (fehlender Symphysenschluß). Es sind unterschiedliche Schweregrade möglich (→ Epispadie).

Klinik: Inkontinenz, lokale Entzündungen und Pyelonephritis, gehäuft Tumoren der Blasenschleimhaut.

Verschlußoperationen sind selten erfolgreich: Kontinenz läßt sich kaum je erreichen; deshalb wird häufig eine supravesikale Harnumleitung durchgeführt.

Blasendivertikel. Häufig. Die Disposition – eine lokale Schwäche der Detrusormuskulatur – kann angeboren sein. Die ballonartige Ausstülpung der Schleimhaut durch die Blasenwand erfolgt besonders oft im Bereiche der Uretereinmündungsstellen und wird durch subvesikale Abflußhindernisse und neurogene Dysfunktion gefördert.

Klinik: Schwacher Harnstrahl, chronische Blaseninfekte mit Steinbildung.

3.5 Anomalien der Urethra und der Genitalorgane

Stenosen und Klappen

Lokalisation meist am Blasenhals, in der Pars membranacea und in der Fossa navicularis.

Manifestation im Säuglings- oder Kleinkindalter mit Harnstauung und Infekt. Die Behandlung besteht in der transurethralen Resektion der Klappen- bzw. Blasenhalsverengung (Abb. 3.6).

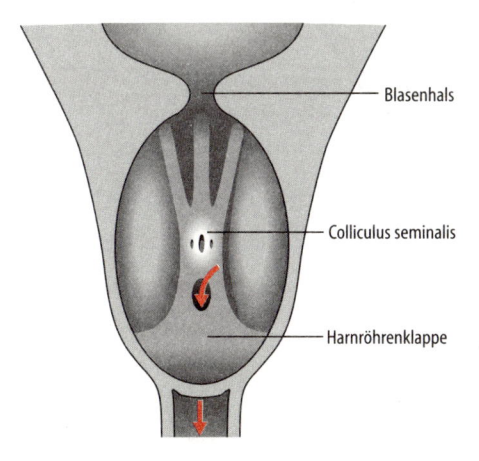

Abb. 3.6. Hintere Harnröhrenklappen (Schemazeichnung nach Robertson und Hayes 1969)

Hypospadie

Ventrale Verschlußstörung der Urethralrinne (Hypospadia glandis, penis, penoscrotalis). Meist besteht ein distaler Bindegewebestrang (Chorda), der eine Peniskrümmung nach unten zur Folge hat (Abb. 3.7).

Nach Exzision der Chorda wird die Urethralrinne plastisch verschlossen. Die operative Korrektur sollte bis zum Schuleintritt abgeschlossen sein.

Epispadie

Offenbleiben des Urethraldaches meist mit Sphinkterdefekt. Extreme Ausbildung → Blasenekstrophie.

Auch hier wird die offene Urethralrinne plastisch verschlossen. Bei fehlendem Sphinktermechanismus (Inkontinenz): supravesikale Harnumleitung.

Phimose

Angeborene oder erworbene Enge der Vorhautöffnung → Smegmaretention →Balanitis →narbige Verengung (→Peniskarzinom). Die Behandlung erfolgt durch sog. Zirkumzision. Bei Verengung des Meatus (Meatusstenose) ist die chirurgische Erweiterung (Meatotomie) notwendig.

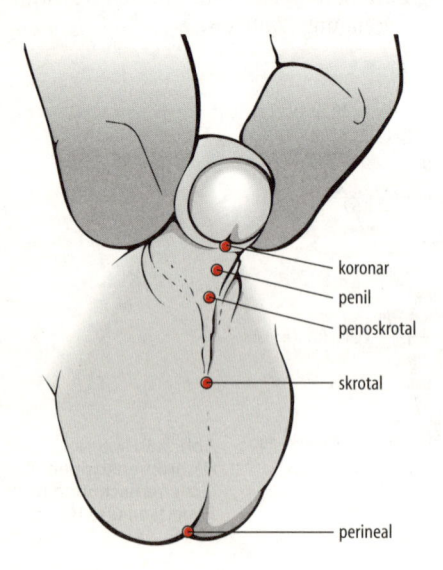

Abb. 3.7. Mögliche Lokalisationen des Meatus bei Hypospadie (nach Kelalis et al. 1992)

- koronar
- penil
- penoskrotal
- skrotal
- perineal

Paraphimose (Notfall)

Nicht reponierbare, hinter die Glans zurückgezogene verengte Vorhaut: → Ödem → Eiterung → Nekrosen im Bereich des Vorhautrings („Schnürring").

Die manuelle Reposition ist oft nicht mehr möglich und zudem sehr schmerzhaft, daher in der Regel sofortige Inzision des Schnürrings in der Längsrichtung auf dem Dorsum penis in Lokalanästhesie → urologischer Notfall.

Deszensusanomalien des Hodens (Abb. 3.8)

- *Kryptorchismus*: Hoden ist nicht tastbar; retroperitoneale Retention.
- *Leistenhoden*: Hoden ist im Leistenkanal zu tasten.
- *Pendelhoden*: Hoden liegt normalerweise im Skrotum, kann in den Inguinalkanal hinaufrutschen.
- *Hodenektopie*: Hoden liegt außerhalb der normalen Deszensusroute (z.B. im Dammbereich).

Auswirkungen und Behandlung (s. Kap. 9)

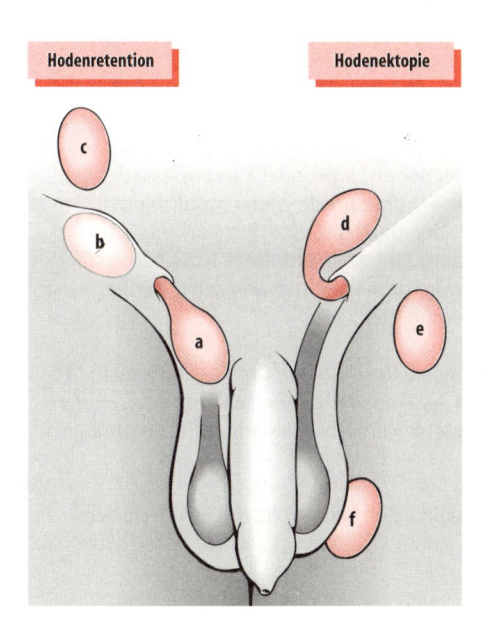

Abb. 3.8 Hodendystopie; *Hodenretentionen*: *a* präskrotal, *b* inguinal, *c* abdominell. *Hodenektopien*: *d* superfaszial-inguinal, *e* und *f* femoral (nach Alken u. Walz 1992)

Deszensusanomalien im Erwachsenenalter. Bei Deszensusanomalien ist das Risiko für die spätere *Entwicklung eines Hodentumors* um ein Vielfaches (bis zu 30 mal) größer als bei orthotoper Hodenlage. Diese Feststellung gilt auch für operativ reponierte Hoden (Orchidopexie). Nach der Pubertät werden deshalb unvollständig deszendierte Hoden am besten entfernt.

> Fallbeispiel
>
> **Anamnese.** Bei der Rekrutenmusterung wird festgestellt, daß bei einem 19jährigen Lehrling der rechte Hoden fehlt. Er wird deshalb an die urologische Poliklinik gewiesen.
>
> **Weitere Abklärung.** Das rechte Hemiskrotum ist hypotroph und leer. Der äußere Leistenring ist tastbar. Ein Samenstrang oder Hoden läßt sich im bzw. unterhalb des Leistenrings nicht finden. Hormonstatus und Spermiogramm sind unauffällig. Deshalb wird ein Computertomogramm durchgeführt, in dem der Hoden retroperitoneal rechts oberhalb der Beckengefäße zur Darstellung kommt. Er ist stark hypoplastisch.
>
> **Diagnose.** Retroperitoneal-abdominelle Hodenretention rechts bei 19jährigem Mann.
>
> **Beurteilung.** Wegen der hohen Lage und der Hypoplasie des kryptorchen Hodens ist eine Orchidopexie weder möglich noch sinnvoll. In kryptorchen Hoden besteht zudem ein stark erhöhtes Risiko für maligne Entartung. Eine Selbstkontrolle ist selbstverständlich nicht möglich. Es wird dem Patienten deshalb die Entfernung des rechten Hodens empfohlen.
>
> **Therapie.** Retroperitoneale Revision und Orchiektomie rechts. Histologisch handelt es sich um weitgehend sklerosiertes Hodengewebe mit angedeuteter Kanälchenbildung ohne erkennbares Samenepithel.
>
> **Empfehlung.** Regelmäßige Selbstkontrolle des linken Hodens.

Übungsfragen

1. Was versteht man unter einer Hufeisenniere?
2. Was ist der Unterschied zwischen einem Ureter fissus und einem Ureter duplex?
3. Wo mündet beim doppelt angelegten Ureter, der die obere Kelchgruppe ableitende Harnleiter in die Blase?
4. Was ist der Unterschied zwischen einer Nierenzyste und einer Hydronephrose? Überlegen Sie sich die Behandlung der genannten Erkrankungen!
5. An welche Ursachen denken Sie, wenn Sie auf einer Seite einen erweiterten Ureter feststellen?
6. Wie diagnostizieren Sie einen Reflux?
7. Kennen Sie den Unterschied zwischen Hypospadie und Epispadie? Wie steht es mit der Harnkontinenz bei diesen Fehlbildungen?
8. Wie beraten Sie einen jungen Mann bei dem nur auf einer Seite ein (normaler) Hoden tastbar ist?

Lösungen →S. 163

4 Entzündungen

4.1 Der unspezifische Harnwegsinfekt (HWI)

Im Gegensatz zu den „spezifischen" Entzündungen der Harnwege (z.B. Tbc, Bilharziose usw.) werden „unspezifische" Harnwegsinfekte in der Regel durch **gramnegative Keime** (70% E. coli) verursacht, seltener durch grampositive Kokken. Das Keimspektrum in Praxis und Spital zeigt beachtliche Unterschiede (Tabelle 4.1). Sofern keine zusätzlichen Krankheitsfaktoren wie Harnabflußbehinderung, Funktionsstörungen der Blase, Fremdkörper u.a. hinzukommen (= komplizierte HWI), haben bakteriell bedingte Infektionen (= banale oder unkomplizierte HWI) eine bemerkenswerte Tendenz zur Selbstheilung.

Komplizierte HWI lassen sich durch antibakterielle Chemotherapie allein meist nicht zur definitiven Ausheilung bringen (→ chronische HWI). Hier muß auch der den Infekt unterhaltende Faktor ausgeschaltet werden.

Entzündungen der parenchymatösen Urogenitalorgane, also der Nieren, der Prostata, der Nebenhoden, der Hoden, verursachen in der Regel Fieber und eine starke Beeinträchtigung des Allgemeinzustands, während Infekte der Hohlorgane, wie der Blase oder der Urethra, häufig afebril verlaufen.

Tabelle 4.1. Relative Häufigkeit der uropathogenen Keime in %

	Praxis	Spital
Escherichia coli	72	58
Proteus mirabilis	4	7
Klebsiella–Enterobacter	4	8
Enterokokken	2	8
Staphylokokken15	8	8
andere	2	11
	100	100

4.2 Pathophysiologie

Infektionswege und pathogenetische Faktoren

- *Aszendierend*: Urethra → Nierenbecken. Häufigster Infektionsweg, besonders bei Frauen (> 90%). Bakterielles Reservoir sind Rektum und Perineum. Die meisten Infektepisoden entwickeln sich ohne äußeren Anlaß „spontan".
- *Hämatogen*: gesichert für Nierenabszesse, Nierentuberkulose und für Mumpsorchitis.

Infektentwicklung. Es ist verständlich, daß sich Bakterien in erkrankten oder funktionsgestörten Harnwegen festsetzen und einen HWI verursachen können, weniger weshalb sich ein Infekt auch in anatomisch und funktionell „gesunden" Harnwegen etabliert und gelegentlich sogar chronisch wird, obwohl die Abwehrsysteme funktionieren. Hier spielen verschiedene Virulenzfaktoren (Haftungsfähigkeit von Bakterien auf der Mukosa durch Fimbrien und sog. Adhesine, Motilität, Zytotoxin- und Ureaseproduktion) eine pathogenetische Rolle. Abwehrsysteme sind:

- Klärmechanismus: anhaltende Spülung der Harnwege durch den Urin;
- endogenes Abwehrsystem: antibakterielle Faktoren in der Harnwegsmukosa und in den Drüsensekreten (z.B. im Prostatasekret).

Grundlage des Klärmechanismus ist der regelmäßige Urinaustausch. Die Bakterienpopulation verdoppelt sich in geometrischer Reihe alle 30 min, während das Urinvolumen wesentlich langsamer zunimmt.

> **!** Die infektbegünstigende Wirkung von Abflußhindernissen beruht auf der Beeinträchtigung des Gleichgewichts zwischen Urinaustausch und Bakterienvermehrung. Entscheidend für den Spüleffekt in der Blase sind Miktionsvolumen, Miktionsfrequenz und Restharn.

Nach physiologischer Miktion bleibt kein Urin in der Blase zurück. Die Bakterien sind den endogenen Abwehrfaktoren intensiv ausgesetzt. Durch den neu ausgeschiedenen Urin wird ihre Konzentration zudem reduziert. Der Zeitfaktor ist allerdings in bezug auf die Bakterienverdünnung nur linear, in bezug auf die Bakterienvermehrung aber im Quadrat wirksam.

Deshalb sind *Diuresesteigerung* und *häufige Miktionen* die Grundlage der Infekttherapie.

Bei Frauen spielt das häufig praktizierte Hinauszögern der Blasenentleerung in der Pathogenese des HWI eine bedeutende Rolle.

Im Ureter wirken angeborene Anomalien wie Megaureter und zystoureteraler Reflux infektfördernd. Das gleiche gilt für das Nierenbecken (infizierte Hydronephrose).

In den Sammelrohren ist eine verminderte Urinbildung gleichbedeutend mit mangelhafter Durchspülung. Der aufsteigende Infekt etabliert sich in einer Kelchnische, breitet sich in der Medulla aus und führt schließlich zu Herden im Parenchym.

Die Tatsache, daß (trotz Spülmechanismus) in der Blase zurückbleibende Bakterien normalerweise in kurzer Zeit unschädlich gemacht werden, deutet auf in der Mukosa lokalisierte Abwehrsysteme, deren Wirkungsmechanismus bisher unvollständig geklärt ist.

Frauen haben eine starke Tendenz zu Infektrezidiven. Dabei bestehen zwei Möglichkeiten:
- Nach Behandlungsabschluß manifestiert sich erneut der ursprünglich identifizierte Keim = Rückfall (Therapieversagen!).
- Es läßt sich ein neues, bisher nicht nachgewiesenes Bakterium isolieren = Reinfektion (Defekt im Abwehrmechanismus?).

Restharn in der Blase (Prostataerkrankungen, Divertikel). Abflußbehinderung in den oberen Harnwegen durch Fehlbildungen (Hydronephrose, Megaureter) oder Erkrankungen (Kompression durch Tumor) begünstigen die Entwicklung eines Harnweginfekts. Zystoureteraler Reflux wirkt wie Restharn.

Dauerkatheter oder Nephrostomiedrains führen immer zur bakteriellen Besiedelung des Hohlorgans. Die medikamentöse Behandlung solcher Bakteriurien ist sinnlos, solange die Ableitungen belassen werden müssen und einwandfrei funktionieren.

Allgemeine Infektdiagnostik

Harngewinnung. Grundsätzlich nur Mittelstrahlurin nach vorheriger Reinigung der Harnröhrenmündung. Bei pathologischem Mittelstrahlurinbefund der Frau → Katheterismus. Die diagnostische Blasenpunktion ist für die Allgemeinpraxis ungeeignet.

Teststreifenuntersuchung. Zur semiquantitativen Bestimmung von pH, Proteinurie, Glukosurie, Hämaturie, Ketonkörpern, Urobilinogen, Bilirubin.

Auch Erythrozyten oder Leukozyten lassen sich erfassen, zudem vermittelt die Nitritprobe erste Hinweise auf einen Infekt.

Sedimentuntersuchung. In zentrifugiertem (400 g/5 min) Urin findet man (40er Objektiv, 10er Okular) normalerweise 0–2 Erythrozyten und 3–5 Leukozyten pro Gesichtsfeld; mehr als 10 sind eindeutig pathologisch, ebenso Leukozylinder (Pyelonephritis).
Bakterien im gefärbten Ausstrich bedeuten mit Sicherheit Infekt.
Trichomonaden müssen im Nativpräparat von frisch gelöstem Urin gesucht werden (Bewegung!).

Mikrobiologische Diagnostik. Bei jedem nicht innerhalb etwa einer Woche spontan abklingendem Infekt muß eine bakteriologische Untersuchung (Erregernachweis/Resistenzprüfung) erfolgen.
Eintauchnährböden. Objektträger mit bestimmten Kulturmedien in den Urin eintauchen → Wärmeschrank (fakultativ) → Ablesen nach ca. 24 h. → 10^5 Kolonien bedeuten signifikante Bakteriurie.
Wenn nötig (Rezidiv, unwirksame Therapie) zur Differenzierung und Resistenzprüfung in ein bakteriologisches Labor geben (Abb. 4.1).

Einige gramnegative Bakterienstämme (E. coli, Proteus) bilden Nitrite, die sich mit einem Farbumschlag auf einem Teststreifen nachweisen lassen.

Typische Erreger sind: E. coli, Proteus, Staphylococcus aureus, Pseudomonas, seltener Streptococcus faecalis (Enterokokken), Klebsiellen.

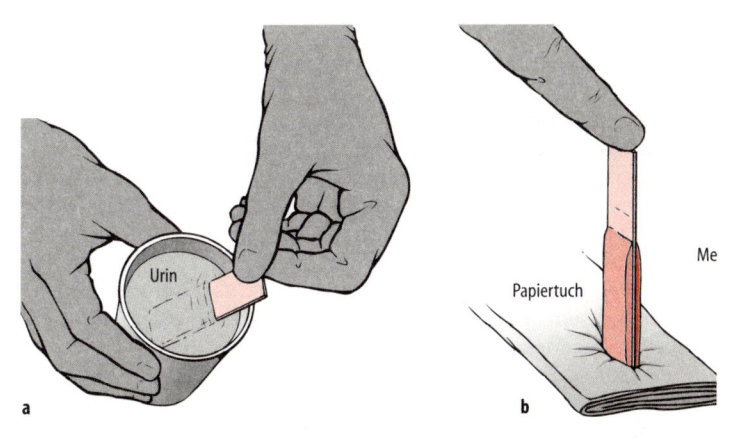

Abb. 4.1. Anfertigung einer Objektträgerkultur (nach Hautmann u. Huland 1997)

4.3 Klinik

Akute Infekte

Bei der Frau sind akute Blaseninfekte häufig und entwickeln sich oft nach Geschlechtsverkehr. Beim jungen Mann dagegen ist die akute Zystitis eine Rarität. Fast immer sind hier zusätzliche Faktoren beteiligt (Restharn, Steine, Tumoren).

Akute Zystitis. Pollakisurie, Algurie, Tenesmen. Gelegentlich terminale Hämaturie. Gelegentlich subfebrile Temperaturen.

Akute Pyelonephritis. Hohes Fieber, Schüttelfrost, lumbales Druckgefühl, Übelkeit, Erbrechen, ausgeprägtes Krankheitsgefühl.

> **!** Der akute pyelonephritische Schub kann in der Regel schon aus der Anamnese diagnostiziert werden: hohes Fieber, Schüttelfrost, Beeinträchtigung des Allgemeinzustands. Häufigste Fehldiagnose: „Grippe".

Behandlung (resistenzgerecht). Kann das Resultat der bakteriologischen Testung nicht abgewartet werden, empfiehlt sich ein Medikament, das die häufigsten uropathogenen Keime abdeckt:
- Trimethoprim/Sulfomethoxazol (Bactrim),
- Ciprofloxacin (Ziproxin),
- Norfloxazin (Noroxin),
- Aminopenizillin: Amoxyzillin (Clamoxyl).

Bei unkomplizierten Blasenentzündungen der Frau Einmaldosierung (z.B. 3 Tabl. Bactrim forte oder 3 Tabl. Clamoxyl à 750 mg).

Bei Frauen mit häufigen, unkomplizierten Reinfektionen ist die Selbstbehandlung eine gute Alternative zu häufigen Arztbesuchen. Eine weitere Möglichkeit ist die Langzeitprophylaxe (z.B. 1/2 Tabl. Bactrim forte abends).

Besteht ein Zusammenhang mit dem Geschlechtsverkehr, kann 1 Dosis eines wirksamen Medikaments unmittelbar anschließend sowie sofortige Blasenentleerung empfohlen werden.

Komplizierte HWI, mit Fieber (das auf Nierenbeteiligung hinweist) bei bekannten Stoffwechselerkrankungen (z.B. Diabetes) sowie bei Männern, müssen in voller Dosierung während 1–2 Wochen behandelt werden. Schwangere erhalten ein nichtteratogenes Antibiotikum (z.B. Clamoxyl 3 mal 375 mg/die) während einer Woche. Behandlungsabschluß erst wenn mehrere negative Kulturen vorliegen.

Bei Therapieresistenz und anamnestischen Hinweisen auf komplizierende Faktoren ist eine uroradiologische Abklärung angezeigt.

> **!** Wiederholte Schüttelfrostanfälle sind dringend verdächtig auf Urosepsis und machen sofortige Krankenhauseinweisung notwendig.

Chronische Infekte

Chronische Bakteriurie und Pyurie ist Ausdruck einer chronischen Pyelonephritis und verlangt nach sorgfältiger radiologischer und funktioneller Abklärung. Die Identifikation der Keime ist bei solchen Patienten nur der erste diagnostische Schritt. Unterhaltende Faktoren sind:
- Reflux,
- Nephrolithiasis,
- Diabetes,
- Abflußbehinderung.

Die Klinik ist häufig symptomarm; evtl. leichte Blasenreizung, trüber, übelriechender Harn, Müdigkeit, Kopfschmerz, Inappetenz, sekundäre Anämie, leichte Proteinurie.

Leukozytenzylinder sind beweisend für Pyelonephritis.

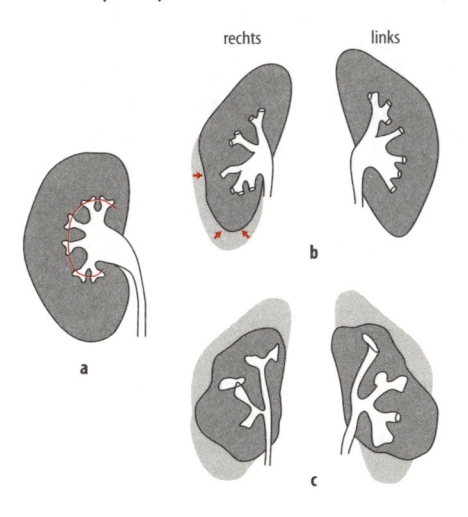

Abb. 4.2. a gesunde, radiologisch unauffällige Niere, b,c pyelonephritische Parenchymnarben und Kelchverplumpungen

In fortgeschrittenen Fällen finden sich radiologisch asymmetrisch verkleinerte, unregelmäßig konturierte Nieren mit plumpen Kelchen (Abb. 4.2).

Die *Behandlung* ist einerseits ursachenzentriert: Sanierung der Harnwege (Abflußbehinderung, Reflux, Divertikel usw.).

Weiter ist eine gezielte antiinfektiöse Chemotherapie notwendig, ggf. als „Langzeitbehandlung" über Monate (in verminderter Dosierung im symptomfreien Intervall).

Bei Nierenfunktionseinschränkung muß die Dosis angepaßt werden.

Fallbeispiel

Anamnese. Eine 30jährige Lehrerin muß immer wieder einmal wegen „grippaler Erkrankung" dem Unterricht fernbleiben. Angeblich ist sie seit vielen Jahren empfindlich für Erkältungen aller Art. Jetzt konsultiert sie, weil sie sich gegen Grippe impfen lassen möchte.

Befund. Der Hausarzt macht einen Urinstatus und findet eine massive Leukozyturie. Gleichzeitig stellt er eine erhöhte Blutsenkung fest (35/–). Im Urin finden sich in der Objektträgerkultur mehr als 100'000 Kolikeime pro ml.

Weitere Abklärung. Es wird eine Urographie durchgeführt, die eine schwer entzündlich destruierte rechte Niere mit Papillennekrosen und hydronephrotischer Aufweitung des Hohlsystems zeigt. Auch der rechte Ureter ist segmentartig erweitert.
Die linke Niere ist vergrößert und das Nierenbeckenkelchsystem unauffällig. Ein Isotopennephrogramm ergibt eine Funktionsverteilung von 30 zu 70 zugunsten der linken Niere. Eine Refluxabklärung findet nicht statt.

Beurteilung. Schwere chronisch entzündliche Infektnephropathie rechts mit massiver Funktionseinbuße möglicherweise auf der Basis von vesiko-ureteralem Reflux rechts.

Therapie. Nephro-Ureterektomie rechts.

Verlauf. Drei Monate nach dem Eingriff ist bei einer Kontrolle der Urin steril und die Blutsenkung normalisiert. Die Patientin hat an Gewicht zugenommen und fühlt sich völlig gesund.

4.4 Unspezifische Entzündungen der Urethra und der Adnexe

Urethritis. Harnröhrenausfluß, Brennen, Rötung und Verklebung des Meatus urethrae. Grampositive oder gramnegative Erreger im Ausstrich → Kultur- und Resistenzprüfung.

An die Möglichkeit einer Gonorrhö, einer Harnröhrenstriktur oder eines Fremdkörpers denken.

Bei negativer Kultur Abklärung auf Trichomonaden, Chlamydien, Mykoplasmen.

Behandlung der Wahl: Tetrazyklin, evtl. Erythromycin. Bei Trichomonaden: Metronidazol (Flagyl).

Bakterielle Prostatitis. Dammbeschwerden, Blasenreizung, schmerzhafte geschwollene Prostata, evtl. Harnröhrenausfluß. Im Prostatasekret reichlich Leukozyten und Bakterien.

Infektbehandlung: gemäß Resistenzprüfung, dazu Analgetika, Sitzbäder, Laxantien. Bei subakut chronischem Verlauf: Ausreichend lange, kombinierte Therapie (bis 3 Monate!). Parasiten ausschließen, v.a. Trichomonaden.

Prostatose, Prostatodynie, abakterielle Prostatitis. „Prostatitis" ist oft eine Verlegenheitsdiagnose für unklare, (häufig psychosomatische) Urogenitalbeschwerden. Die Diagnose muß durch einen Fachmann gesichert oder ausgeschlossen werden. (*Cave*: Neurotische Reaktion des Patienten aufgrund der Verlegenheitsdiagnose „Prostatitis".)

Epididymitis. Meist kanalikulär ascendierend bei Prostatitis oder Zystitis, durch Dauerkatheter, nach Prostatektomie.

Akute, stark schmerzhafte einseitige Skrotalschwellung, oft hohes Fieber.

Wichtigste Differentialdiagnose bei Adoleszenten ist die Hodentorsion es gibt keine Epididymitis ohne Pyurie.

Die Behandlung besteht in Antibiotikaverabreichung, Bettruhe, Hodenhochlagerung, evtl. kühle Umschläge.

4.5 Medikamente zur Behandlung von Harnwegsinfekten

Sulfamethoxazol-Trimethoprim. Bactrim, Eusaprim: 2 mal 2 Tbl. oder 2 mal 1 forte Tbl. *Spektrum*: grampositive und -negative Keime, ohne Pseudomonas. *Indikation*: akute Infekte der oberen und unteren Harnwege. Nicht bei Neugeborenen und Schwangeren.

Norfloxacin. Noroxin 2 mal täglich 400 mg. *Spektrum*: Alle grampositiven und -negativen Keime, inklusive Enterokokken und Pseudomonas. *Indikation*: komplizierte Infektionen der oberen und unteren Harnwege. Nicht bei Kindern und Schwangeren.

Ciprofloxacin. Ciproxin 2 mal täglich 250 bis 750 mg. *Spektrum*: wie Norfloxacin, kann auch intravenös gegeben werden. Bei Pyelonephritis angezeigt.

Nitrofurantoin. Furadantin 3 mal täglich 100 mg. *Spektrum*: viele grampositive und -negative Keime, ohne Pseudomonas und einige Klebsiella, Enterobacter, Proteus. *Indikation*: unkomplizierte Harnwegsinfekte.

Amoxicillin. Clamoxyl 3 mal täglich 375 mg bis 750 mg. *Spektrum*: grampositive und -negative Keime, nicht β-Laktamase-stabil. *Indikation*: akute Infekte der oberen und unteren Harnwege. Als Endokarditisprophylaxe bei Katheterismus.

Clavulansäure-Amoxicillin. Augmentin 3 mal täglich 375 bis 625 mg. *Spektrum*: wie Amoxicillin, aber erweitert, da β-Laktamase-stabil.

Cephalosporine. Dosierung je nach Medikament. *Spektrum*: breit. *Indikation*: schwere Infektionen der oberen Harnwege. Meist intravenöse Verabreichung. Nicht Medikament der ersten Wahl.

Tobramycin. Obracin 3 mal 80 mg i.v. *Spektrum*: sehr breit, meist grampositive und -negative Keime inklusive Pseudomonas. Wenig Resistenzen. *Indikation*: schwere Infektionen, Urosepsis. Nur in Kombination mit anderen Antibiotika (z.B. Amoxicillin). Vorsicht bei Niereninsuffizienz, Vestibularisschäden.

4.6 Spezifische Entzündungen des Urogenitalsystems

Harnwegs- und Genitaltuberkulose

Wichtigste und immer noch häufigste spezifische Entzündung des Urogenitaltrakts.

Pathologie. Der Primärherd liegt in der Regel in der Lunge. Von dort erfolgt eine hämatogene Streuung, häufig im Zusammenhang mit der postprimären Frühgeneralisation (Pleuritis, Erythema nodosum). Dabei bilden sich multiple disseminierte Herde im Nierenparenchym („parenchymatöses Initialstadium"), die vollständig oder teilweise abheilen oder aber lokale Destruktion verursachen. Konglomerattuberkel brechen ins Nierenbecken durch und führen zur offenen Nierentuberkulose („ulzerokavernöses Stadium" – Stadium 2).

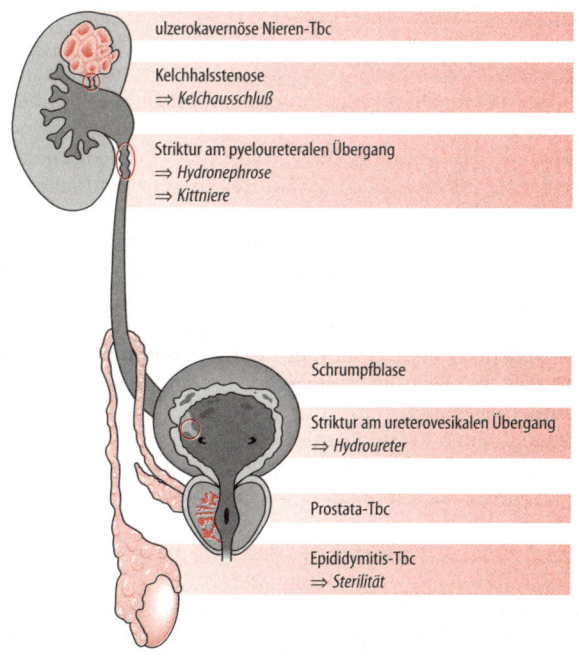

Abb. 4.3. Typische Erkrankungsstellen bei Urogenitaltuberkulose, mit Hinweisen auf die Folgen der Erkrankung

Nun besteht die Möglichkeit zur „Pseudoheilung" durch Abriegelung oder aber zum weiteren Umsichgreifen der Krankheit bis zur totalen Destruktion (tuberkulöse Pyonephrose, „tuberkulöse Kittniere" – Stadium 3).

Die Krankheit breitet sich je nach Immunitätslage auch deszendierend weiter aus: Nierenbecken → Harnleiter → Blase → Prostata → Nebenhoden (Abb. 4.3).

Klinik. Im *Initialstadium* bestehen nur Allgemeinerscheinungen und Tuberkelbakteriurie.

Im *ulzerokavernösen* Stadium findet man eine abakterielle Leukozyturie („sterile Pyurie"), Mikrohämaturie. Subjektiv besteht oft eine therapieresistente Zystitis.

> **!** Jede „sterile Pyurie" und jede chronisch-therapieresistente Zystitis ist verdächtig auf Harnwegstuberkulose.

Die Diagnose wird gesichert durch Nachweis von Tuberkelbazillen im Urin bzw. Sperma im Direktpräparat (Ziehl-Neelsen) oder mit Löwensteinkultur.

Radiologische Hinweise für das Vorliegen einer chronischen Harnwegstuberkulose ergeben sich oft schon aus einer Leeraufnahme (typische Verkalkungen).

Wichtig für die Beurteilung des Stadiums ist die Urographie (evtl. ergänzt durch Tomogramme). Befall der Prostata zeigt sich evtl. im Urethrogramm (Kavernenbildungen).

Therapie. Grundlage der Behandlung der Urogenitaltuberkulose ist die tuberkulostatische Chemotherapie mit mehreren Medikamenten. Antituberkulotika der ersten Wahl sind: Rifampizin, Isoniazid, Pyrazinamid, Ethambutol und Prothionamid.

Initial wird eine 3fach-Kombination für 2–3 Monate verabreicht, dann wird zur Stabilisierung während 3–4 weiteren Monaten eine 2fach-Kombination verabreicht.

Bei Einschränkung der Nierenfunktion muß die Dosierung angepaßt werden.

Die antituberkulöse Behandlung benötigt strenge Kontrollen und dauert minimal 6 Monate (wenn während der ganzen Behandlungsdauer Rifampizin und Isoniazid verabreicht werden konnte), sonst verlängert sich die Therapiedauer auf 9–12 Monate.

Eine chirurgische Zusatzbehandlung ist selten notwendig. Sie erfolgt in der Absicht, die „Herdsanierung" zu unterstützen. Darunter versteht man die Entfernung des zerstörten Nierenabschnitts oder einer evtl. total zerstörten Niere. Funktionstüchtiges Parenchym wird nach Möglichkeit erhalten (Abb. 4.4).

Patienten mit behandelter Urogenitaltuberkulose sollten zunächst alle 3 Monate, später halbjährlich bis jährlich nachkontrolliert werden. Die Rezidivhäufigkeit im Verlauf der anschließenden 2–8 Jahre beträgt 10–15%.

Für die Praxis ist im Hinblick auf die Urogenitaltbc bedeutsam, daß man bei chronischen therapieresistenten Pyurien die Tuberkulose in die Differentialdiagnose miteinbezieht. Mischinfekte mit banalen Keimen sind durchaus möglich.

In der Nachsorge dürfen urographische Kontrollen nicht vergessen werden. Die tuberkulostatische Therapie bewirkt „eine erwünschte Vernarbung am unerwünschten Ort" → Strikturen → Abflußbehinderung → Nierenschaden durch Stauung.

Bilharziose

Bei chronisch-therapieresistenter Zystitis lohnt sich die Aufnahme einer „Reiseanamnese". Bei Aufenthalten in Endemiegebieten sind parasitäre Infestationen möglich.

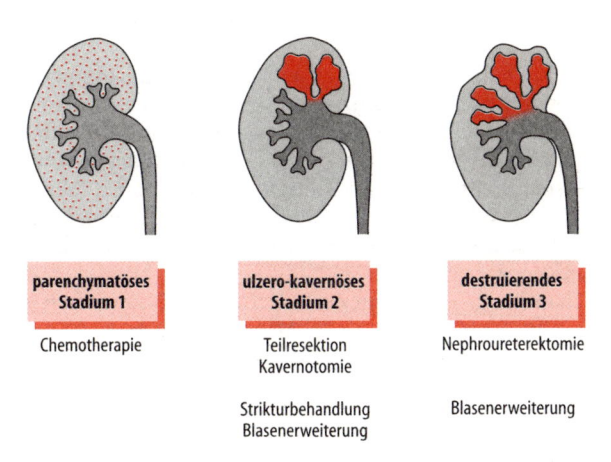

parenchymatöses Stadium 1	ulzero-kavernöses Stadium 2	destruierendes Stadium 3
Chemotherapie	Teilresektion Kavernotomie	Nephroureterektomie
	Strikturbehandlung Blasenerweiterung	Blasenerweiterung

Abb. 4.4. Stadieneinteilung der Nierentuberkulose mit Hinweisen für eine kombinierte medikamentös--chirurgische Therapie.

Bei der Schistosomiasis verursachen die aus kleinen Blutgefäßen durch Ulzera in die Blase entleerten Eier von Schistosoma haematobium entzündliche Symptome und Hämaturie. Narbenbildungen und Verkalkungen führen schließlich zu Blasenschrumpfungen und Stauung bzw. Reflux, später auch zu Blasenkarzinomen. Zystoskopisch lassen sich tuberkelähnliche Knötchen oder Ulzera erkennen. Die Histologie bestätigt die Vermutungsdiagnose. Der Allgemeinzustand ist durch Fieber und Schüttelfröste beeinträchtigt und im Blutbild findet sich eine Eosinophilie.

Therapie. Die Behandlung erfolgt mit Praziquantel (20 mg/kg 2–3 mal täglich) und wird, wenn notwendig, durch chirurgische Maßnahmen ergänzt.

Echinokokkenerkrankung

Die Infektion mit Echinococcus multilocularis (auch granulosus) kann zu Zystenbildungen in der Niere führen, die typischerweise ringförmige Kalkeinlagerungen zeigen und bei raumverdrängenden Prozessen differentialdiagnostisch in Erwägung gezogen werden müssen. Diagnostische Sicherung durch Komplementbindungsreaktionen, z.B. Casoni–Intrakutantest (in 90% der Erkrankungsfälle positiv).

Gonorrhoe

Die Gonorrhoe manifestiert sich bei Mann und Frau mit einer eitrigen Urethritis und wird deshalb ab und zu auch in der urologischen Praxis beobachtet.

Bei der Frau führt sie überdies zu aufsteigenden Infektionen der inneren Genitale. Auch beim Mann kann sie eine Prostatitis oder Epididymitis zur Folge haben. Der verursachende gramnegative intrazelluläre Diplococcus führt typischerweise nach 2- bis 4tägiger Inkubation zu starkem Brennen bei der Miktion, kann aber auch (bei Frauen häufiger: 50–60%) klinisch weitgehend symptomfrei vorhanden sein.

Die Diagnose im Grampräparat oder in der Kultur ist in der Regel problemlos.

Zur Behandlung genügen in der Regel 1–3 Injektionen von 4 Mio. Einheiten eines Depotpenizillins. Bei Allergien sind Tetrazykline ebenfalls wirksam (Doxyzyklin 100 mg 2 mal täglich während einer Woche).

Spitze Kondylome

Virusbedingte (durch Sexualkontakt übertragbare) warzenförmige Haut- und Schleimhautefflöreszenzen am Penisschaft, Vorhaut, Glans und Meatus, gelegentlich auch in der vorderen Urethra. Sehr kleine Effloreszenzen können mit Essigsäurelösung erkennbar gemacht werden.

Unbehandelt können spitze Kondylome wachsen und mit der Zeit ein tumorartiges Aussehen annehmen (Buschke-Löwenstein-Tumor). Differentialdiagnostisch muß an ein Peniskarzinom gedacht werden. Es kann eine Behandlung mit Podophyllin- oder Fluorouracillösungen versucht werden. Besser ist die Elektrokoagulation oder Laserkoagulation.

Fallbeispiel

Ein 46jähriger Afrikaner im diplomatischen Dienst wird vor dem Abschluß einer Lebensversicherung ärztlich untersucht.

Anamnese. In der Familie keine erwähnenswerten Erkrankungen. Der Patient fühlt sich gesund und hat außer dem Abgang eines kleinen Ureterkonkrementes rechts vor drei Jahren in der letzten Zeit keine Gesundheitsstörung bemerkt.

Befund. Im Urin finden sich ca. 20 Leukozyten und ca. 10 Erythrozyten pro Gesichtsfeld. Der bakteriologische Objektträgerkulturbefund ist negativ. Die Blutsenkung beträgt 15/–. Nach einer ungezielten zweiwöchigen Behandlung mit Ciprofloxacin ist die Pyurie unverändert nachweisbar.

Weitere Abklärungen. Eine Urographie ergibt eine rosettenartige Ausweitung der unteren Kelchgruppe rechts, wobei der unterste Kelch mit lockeren Verkalkungen gefüllt ist. Der Hauptkelch der unteren Kelchgruppe ist stenosiert. Bei der Blasenspiegelung finden sich Rötungen im Bereich des rechten Ostiums. Sonst ist die Blase unauffällig. Ebenso sind Hoden und Nebenhoden beidseits unauffällig. Auch die Prostatabetastung ergibt keine Besonderheiten. Tuberkelbazillennachweis im Urin positiv.

Diagnose. Ulzero-kavernöse Nierentuberkulose rechts, Stadium 2.

Therapie. 3er Kombinationsbehandlung mit Rifampicin, Isoniazid und Ethambutol drei Monaten lang. Anschließend ist eine 4–5monatige „Stabilisierungstherapie" mit einer 2er Kombination geplant. Vorerst besteht keine chirurgische Indikation, etwa zu einer Teilresektion. Der Verlauf wird regelmäßig, vorerst in kürzeren und dann in längeren Abständen kontrolliert.

Übungsfragen

1. Was verstehen Sie unter einer „komplizierten" Harnwegsentzündung?
2. Welches ist der häufigste uropathogene Keim bei einer einfachen Zystitis?
3. Welche Methode benutzen Sie zur Uringewinnung beim Mann, wenn es um die Frage geht, ob ein Harnwegsinfekt vorliegt?
4. Und bei der Frau?
5. Wie lange benötigt eine banale Zystitis zur Abheilung?
6. Zu welchen Überlegungen bezüglich Pathogenese und Therapie veranlaßt Sie das Auftreten von Schüttelfrostanfällen im Rahmen der Betreuung eines Patienten mit Harnwegsinfekt?
7. Nennen Sie zwei gebräuchliche Medikamente zur Behandlung von Harnwegsinfekten!
8. Bei welchem Harnbefund denken Sie an die Möglichkeit einer Harnwegstuberkulose?

Lösungen →S. 164

5 Harnsteinerkrankung

Die Erkrankung ist seit dem Altertum bekannt und weltweit verbreitet; sie tritt gehäuft in warmen, trockenen Zonen und in Gebieten mit einseitiger Mangelernährung auf. Die Häufigkeit nimmt offenbar auch in Europa eher zu: rund 3–4% der Bevölkerung leidet an Harnsteinen (größenordnungsmäßig ähnlich Diabetes mellitus).

5.1 Pathophysiologie

Harnsteinbildung

Die Konkremententstehung wird heute als Kristallisationsprozeß aufgefaßt, der in einem mit steinbildenden Substanzen übersättigten Urin (Ionenprodukt über der Löslichkeitsgrenze) abläuft. Die Kristalle lagern sich zusammen. Man spricht von Aggregation und anschließender epitaktischer Auflagerung neuer Kristalle auf die Oberfläche der Aggregate, wodurch die typische Schichtung der Harnsteine zustande kommt (Abb. 5.1).

Die Rolle eines – vermutlich organischen – Kristallisationszentrums (Matrix) als Ausgangspunkt der Steinbildung ist umstritten.

Unumstritten ist aber, daß die Übersättigung des Urins mit steinbildenden Ionen (Ca, NH_4, PO_4, Oxalat, Urat) eine fördernde und die Anwesenheit von „Inhibitoren" (Zitrat, Pyrophosphat, saure Mukopolysaccharide u.a.) eine hemmende Wirkung haben.

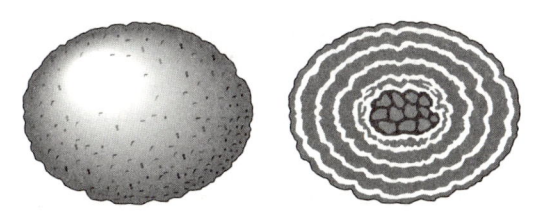

Abb. 5.1 Zeichnung eines Blasensteins mit typischer Schichtung. Im Zentrum des schalenförmigen Steins, die organisches Material enthaltende "Matrix" (nach Kleinschmidt 1911)

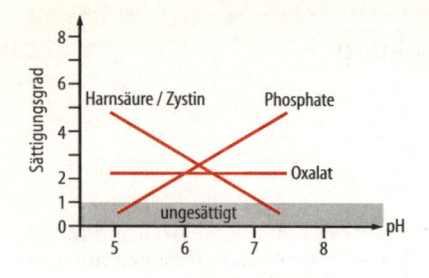

Abb. 5.2. Löslichkeit steinbildender Salze und Urin-pH (schematische Darstellung). Hoher Sättigungsgrad begünstigt Steinbildung

Weitere, den Kristallisationsvorgang beeinflussende Faktoren sind:
- *pH des Urins*: Phosphate sind bei niedrigem Urin-pH besser löslich, für Harnsäure gilt das Gegenteil; die Löslichkeit der Oxalate läßt sich durch pH-Verschiebungen nicht beeinflussen (Abb. 5.2).
- *Urinvolumen*: größere Urinmengen bedeuten geringeren Sättigungsgrad.
- *Komplexbildner*: Sie vereinigen sich mit steinbildenden Ionen zu leicht löslichen Verbindungen (Ca-Zitrat, Mg-Oxalat) und behindern die Kristallisation.

Die Konzentration der steinbildenden Substanzen im Urin wird, abgesehen von der Diurese, bestimmt durch:
- die Zufuhr mit der Nahrung (Kalzium in Milchprodukten; Oxalat in gewissen Pflanzen wie Spinat, Rhabarber, Kakao; Purinkörper in gewissen Fleischwaren usw.),
- den Grad der intestinalen Absorption (z.B. Ca-Hyperabsorber). Andererseits behindert Kalzium die Absorption von Oxalat durch Bildung von schwer löslichem Ca-Oxalat.
- die endogene Freisetzung von steinbildenden Substanzen (z.B. Oxalsäure und Harnsäure als Stoffwechselendprodukte, Kalzium durch vermehrte Resorption aus dem Knochen (Hyperparathyreoidismus).

Für rund 20% der Harnsteine kennt man die Entstehungsursache oder zumindest wesentliche kausalgenetische Faktoren. Beim verbleibenden Teil spricht man von idiopathischer (ungeklärter) Steinbildung. In der Regel wirken bei der Steinentstehung mehrere Faktoren zusammen.

- *Geklärt ist die Steinbildung bei primärem Hyperparathyreoidismus* (2–3%): Gesteigerte Parathormonsekretion → Hyperkalziämie → Hyperkalziurie und verminderte tubuläre Phosphatreabsorption
- *Oxalose* (sehr selten): Angeborene Störung des Oxalatstoffwechsels → Nephrokalzinose im Kindesalter

- *Markschwammnieren* (< 3%): Angeborene Mikrozystenbildung in den Papillen → Urinstase → Steinbildung
- *Hyperurikämie und Hyperurikosurie* (10–15%): Großes exogenes und endogenes (Gicht) Purinkörperangebot. Bei niedrigem Urin-pH → Ausfall von Harnsäurekristallen → Steinbildung
- *Zystinsteine* (< 1%): Seltene autosomal dominant vererbte Stoffwechselstörung im proximalen Tubulus (fehlende Rückresorption für dibasische Aminosäuren)
- *Renal-tubulärer Azidose* (< 3%): Funktionsdefekt im Tubulus: Es kann kein ausreichend saurer Urin gebildet werden → Kalziumphosphatsteine
- *Infektsteine* (ca. 15%): Fast obligat bei chronischer Pyelonephritis mit ureasebildenden Bakterien (z.B. Proteus) die Harnstoff in Kohlensäure und Ammoniak spalten → Alkalisierung des Urins → verminderte Löslichkeit für Phosphate → Ca-Phosphat- und Struvitsteine

Als wichtige *kausalgenetische Teilfaktoren* sind erkannt:
- *Einseitige Diät*: Überreichliche Zufuhr von Milchprodukten, Vitamin-D-Überschuß, Vitamin-A-Mangel, Vitamin-B_6-Mangel
- *Dehydratation*: Klima, Lebensgewohnheiten, Darmerkrankungen wie Kolitis, Ileostomaträger
- *Harnstauung*: Hydronephrosen begünstigen Nierenbeckensteine, Blasenabflußbehinderung → Blasensteine
- *Immobilisation* führt zu vermehrtem Knochenumbau und konsekutiver Hyperkalziurie.

5.2 Zusammensetzung, Form und Lage der Harnsteine

Chemisch reine, nur aus einer Substanz bestehende Konkremente sind selten. Orientiert man sich an der am Stein maßgeblich beteiligten Substanz, so ergibt sich die in Tabelle 5.1 angegebene Häufigkeitsverteilung. Je nach *Form, Größe und Lage* verursacht das Konkrement die Erscheinungen der Harnsteinkrankheit (Abb. 5.3). Ihre Prognose ist letztlich abhängig von den steinbedingten Rückwirkungen auf die Nierenfunktion.

Klinisch unterscheidet man Harnwegskonkremente überdies nach ihrer *Röntgenschattendichte* (in abnehmender Reihenfolge): Kalziumphosphat → Kalziumoxalat → Ammoniummagnesiumphosphat → Zystin → Harnsäure. Reine Harnsäuresteine sind für Röntgenstrahlen durchlässig und ergeben folglich keinen Kontrastschatten.

Tabelle 5.1. Häufigkeit der verschiedenen Konkremente

Steinart	Chemie	Häufigkeit (%)
anorganische Konkremente	Kalziumoxalat	~ 65
	Kalziumphosphat und Magnesium–ammoniumphosphat	~ 20
Organische Konkremente	Harnsäure	~ 15
	Zystin, Xanthin	~ 1

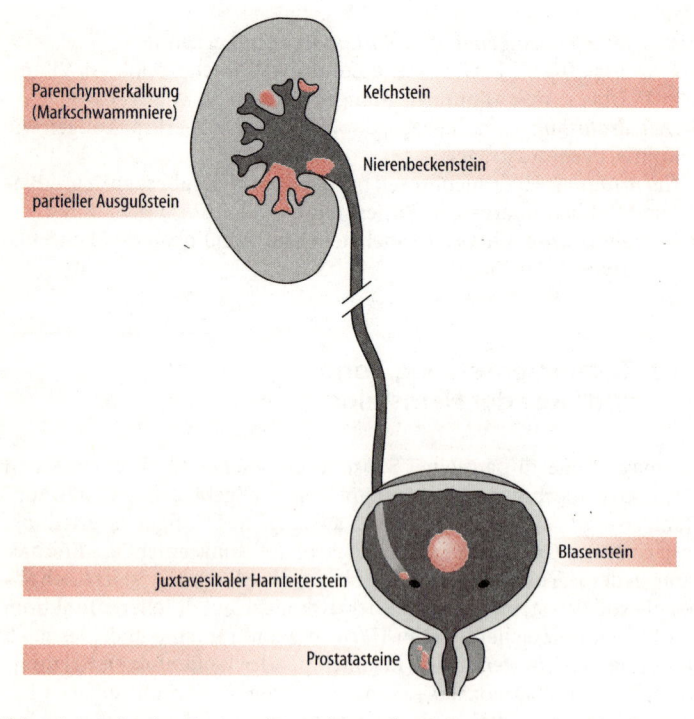

Abb. 5.3. Lokalisation, Form und Bezeichnung für einige im Harnsystem auftretende Steine

5 **Harnsteinerkrankung**

5.3 Klinik

Die Steinkolik

Parenchymverkalkungen und Kelchsteine sowie Ausgußsteine machen in der Regel keine Beschwerden („stumme" Steine). Freibewegliche manchmal sehr kleine Konkremente im Nierenbecken und im Harnleiter behindern den Harnfluß und verursachen dadurch den typischen „Kolikschmerz" (mit begleitender Darmparese).

Je nach Steinsitz ist der Schmerz mit seinen Ausstrahlungen etwas anders lokalisiert.

Tritt zur Stauung ein Infekt, so kann eine akut lebensbedrohliche Urosepsis auftreten.

> **!** "Kleine Ursache, große Wirkung!"

Differentialdiagnose (je nach Schmerzlokalisation). Gallensteinkolik, Cholezystitis, Appendizitis, Adnexitis, Sigmadivertikulitis, Hodentorsion (Abb. 5.4).

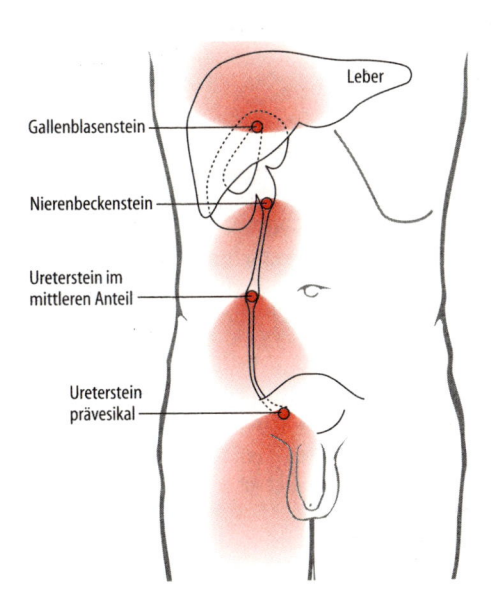

Abb. 5.4. Schmerzprojektion beim Nieren- oder Ureterstein und beim Gallensteinleiden (nach Alken u. Sökeland 1982)

Therapie. Analgetika (und Spasmolytika): Metamizol-Natrium 2–5 ml, Pethidin 80–100 mg.

Analgetika müssen bei Koliken *intravenös* verabreicht werden. Wenn notwendig Entlastung durch Doppel-J-Katheter oder Nephrostomie.

Die Harnsteinkrankheit

Klinik. Die Kolik ist typischerweise begleitet von Übelkeit und Erbrechen, Meteorismus, Druck- und Klopfempfindlichkeit im betroffenen Nierenlager. Im Urin konstatiert man eine Mikro-, evtl. Makrohämaturie. *Bei Infekt*: Fieber, Schüttelfrost, massive Leukozytose, Kreislaufsymptome.

Im *Röntgenbild* zeigt die *Leeraufnahme* etwa 80% der Konkremente als röntgendichte Schatten im Bereich der Harnwege, das *Urogramm* röntgennegative Steine als Kontrastaussparungen und stauungsbedingte Ausweitung im betroffenen Hohlsystem über dem abflußbehindernden Konkrement. Bei vollständiger Verlegung des Harnabflusses fehlende Kontrastmittelausscheidung. Die Niere ist „stumm", auch auf Spätaufnahmen.

> **!** Die bildgebende Untersuchung der Wahl bei Harnsteinverdacht ist das Urogramm, Computertomogramme sind wenig hilfreich (Ausnahme: Differentialdiagnostik).

Im *Ultraschall* konstatiert man eine Stauung in den über dem Stein gelegenen Harnwegsabschnitten. Auch bei röntgennegativen Steinen (Harnsäure) ist ein „Steinschatten" erkennbar.

Endoskopische Untersuchungen sind eigentlich nur im Zusammenhang mit Therapiemaßnahmen angezeigt → z.B. zur ureteroskopischen Steinentfernung oder zur „Entlastung" durch einen Ureterenkatheter (Doppel-J-Katheter).

Spezielle Abklärungsuntersuchungen. Eine erste Steinepisode benötigt keine Abklärung der Stoffwechselsituation. Bei Steinrezidiv oder doppelseitigem Befall der normalen, nicht infizierten Harnwege muß eine Stoffwechselursache für das Steinleiden ausgeschlossen werden. Dazu sind die folgenden Abklärungen nützlich:
- Analyse abgegangener Konkremente,
- Ernährungsgewohnheiten,

- Serumkreatinin,
- quantitative Serum- und Urinanalyse (24-h-Urin) auf steinbildenden Ionen und Salze (Hyperkalziämie und Hypophosphatämie wecken Verdacht auf Hyperparathyreoidismus),
- pH-Bestimmung im Urin (pH-Profil bei Harnsäuresteinverdacht),
- Belastungstests (Ca, Purin, Ammoniumchlorid) zur Beurteilung des intestinalen und renalen Kalziumstoffwechsels sollten nur in spezialisierten Steinzentren durchgeführt werden.

Komplikationen und Verlauf. Die Stauung durch ein abflußbehinderndes Konkrement führt zur Ausweitung des proximal gelegenen Harnwegsabschnitts. Stauungen leichteren Grades sind ohne weiteres reversibel und können über Wochen toleriert werden. Mehr als 80% der Harnleitersteine gehen innerhalb dieser Zeit spontan ab.

Cave: endoskopischer und chirurgischer Hyperaktivismus. Primum nil nocere!

Eine über Monate anhaltende Stauung kann eine Druckatrophie und eine entsprechende Funktionsminderung der betroffenen Niere zur Folge haben.

Infizierte Steine (meist Ausgußsteine) unterhalten eine chronische Pyelonephritis und führen im Lauf der Jahre letztlich zur Zerstörung des Organs. Ohne Entfernung des Steines kann der Infekt nicht zur Ausheilung gebracht werden.

Septische Komplikationen sind bei Harnwegsinfekt und steinbedingter Stauung jederzeit möglich. Gefürchtet ist der septische Schock. Betroffene Patienten müssen sofort eingewiesen werden (→ perkutane Entlastungsnephrostomie, Abb. 5.5).

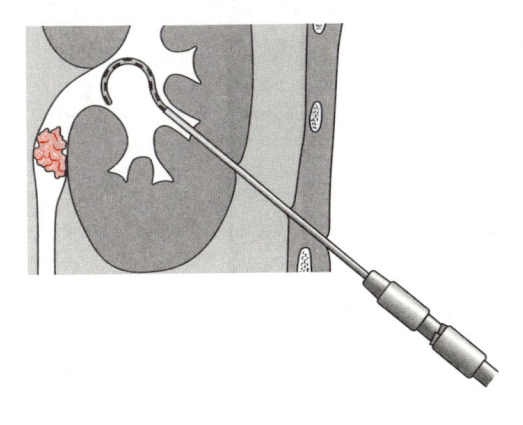

Abb. 5.5. Perkutane Nephrostomie (PCN) (nach Eisenberger u. Miller 1987)

Fallbeispiel

Ein 30jähriger Kaufmann leidet seit 12 Stunden an zunehmend starken Nierenkoliken links. Er sucht im Kolikintervall die Notfallstation auf.

Anamnese. Der Kolikschmerz ist dem Patienten nicht unbekannt. Seit dem 20. Lebensjahr hat er gelegentlich Steinkoliken durchgemacht. Es sind drei Uretersteine abgegangen (links und rechts). Ein Steinanalyse fand bisher nicht statt.
In den letzten Stunden hat sich der Schmerz nach unten in die linke Leistengegend verlagert und strahlt gegen das Skrotum aus. Fieber bestehen nicht.

Beurteilung. 4. Steinepisode bei ätiologisch unabgeklärter Urolithiasis beidseits.

Weiteres Vorgehen. *Aktuelle Steinepisode*: Notfallmäßige Urographie im Kolikintervall. Diese zeigt einen durchgezeichneten leicht erweiterten Ureter links mit einem prävesikalen pfefferkorngroßen Konkrement. Die Nieren sind sonst unauffällig, abgesehen von einer pfefferkorngroßen Verkalkung im Bereich des rechten Nierenschattens.

Es ist demnächst mit dem spontanen Abgang des Konkrements zu rechnen. Sollten nochmals Koliken auftreten, so läßt sich der Patient eine Ampulle Novalgin (2,5g) i.v. spritzen. Das abgehende Konkrement wird er, wenn möglich, abfangen.

Abklärung des Steinleidens: Analyse des Konkrements. Es handelt sich um einen Oxalat-Phosphat-Mischstein. Bestimmung der Serumelektrolyten, besonders Kalzium und Phosphor. Die Werte sind im Normbereich. Ein Hyperparathyreoidismus ist daher unwahrscheinlich. Auch das Serumkreatinin und Urinelektrolyte im 24 Std.-Urin sind im Normbereich. Die Abklärung der Eßgewohnheiten des Patienten ergibt, daß er eine normale Mischkost zu sich nimmt.

Empfehlungen für die Rezidivprophylaxe: Diuresesteigerung wenn möglich auf 1,5l/die. Keine Diätvorschriften. Vermehrte körperliche Aktivität wird empfohlen

5.4 Therapie und Metaphylaxe

Therapie. *Beobachtend*: Bei symptomlosen Parenchymverkalkungen und Kelchsteinen sowie bei Ausgußsteinen mit schlechter Gesamtnierenfunktion.

Zurückhaltend, abwartend: Bei abgangsfähigen Harnleitersteinen (> 80%); korrekte intravenöse Analgesie im Kolikanfall, Steigerung der Diurese, Bewegung.

Für unkomplizierte, im Nierenbecken und im oberen Harnleiter gelegene Steine hat die *berührungsfreie Steinzertrümmerung* (*ESWL* = *e*xtrakorporelle *S*toßwellen*l*iterotrypsie) die Chirurgie weitgehend ersetzt. Die zur Zertrümmerung notwendige Energie wird außerhalb des Körpers erzeugt und auf den mit Röntgen oder Ultraschall georteten Stein gerichtet. Eine wichtige Voraussetzung sind freie Abflußverhältnisse: Nierenbeckenabgangsstenosen sind Kontraindikationen. Wenn große Steintrümmermassen erwartet werden oder wenn Infektverdacht besteht, ist es empfehlenswert, Ableitungskatheter (sog. Doppel-J-Katheter) durch Blase und Harnleiter in das Nierenbecken einzulegen. Solche Maßnahmen sind bei etwa einem Drittel der Patienten notwendig.

Blasensteine werden je nach Größe endoskopisch mit einer Zange oder mit über eine Sonde an den Stein gebrachten Stoßwellen zerkleinert und ausgespült. Chirurgische Blasensteinentfernungen erfolgen eigentlich nur noch im Zusammenhang mit anderweitig indizierten offenen Eingriffen an Blase und Prostata.

Harnleitersteine, die nicht spontan abgehen, werden heute – wenn nicht z.B. ein intravesikal entwickeltes Prostataadenom den Zugang zum Ostium behindert – ureteroskopisch zertrümmert und entfernt (Abb. 5.6).

Auch für Harnleitersteine gilt das „primum nil nocere" und weiter, daß ein großer Teil davon spontan abgeht, wenn Patient und Arzt die nötige Geduld aufbringen. Eine vorerst konservative Grundhaltung gegenüber symptomarmen Harnleitersteinen ist deshalb nie falsch.

Nierensteine können ebenfalls auf (perkutan-)endoskopischem Weg entfernt werden. Dazu wird das Nierenbecken durch die Haut (unter Röntgen- oder Ultraschallkontrolle) angestochen und der Stichkanal anschließend so aufgeweitet, daß er ein Endoskop aufnehmen kann, durch das sich der Stein nach Zertrümmerung mit Zangen entfernen bzw. ausspülen läßt. Dieses „perkutane Litholapaxie" genannte Verfahren hat durch die Verbreitung der extrakorporalen Steinzertrümmerung etwas an Bedeutung eingebüßt (Abb. 5.7).

Chirurgische Steinoperationen sind selten geworden. Indiziert sind sie weiterhin beim Vorliegen von komplizierenden chirurgischen Nie-

Abb. 5.6. Endoureterale Lithotripsie (nach Eisenberger u. Miller 1987)

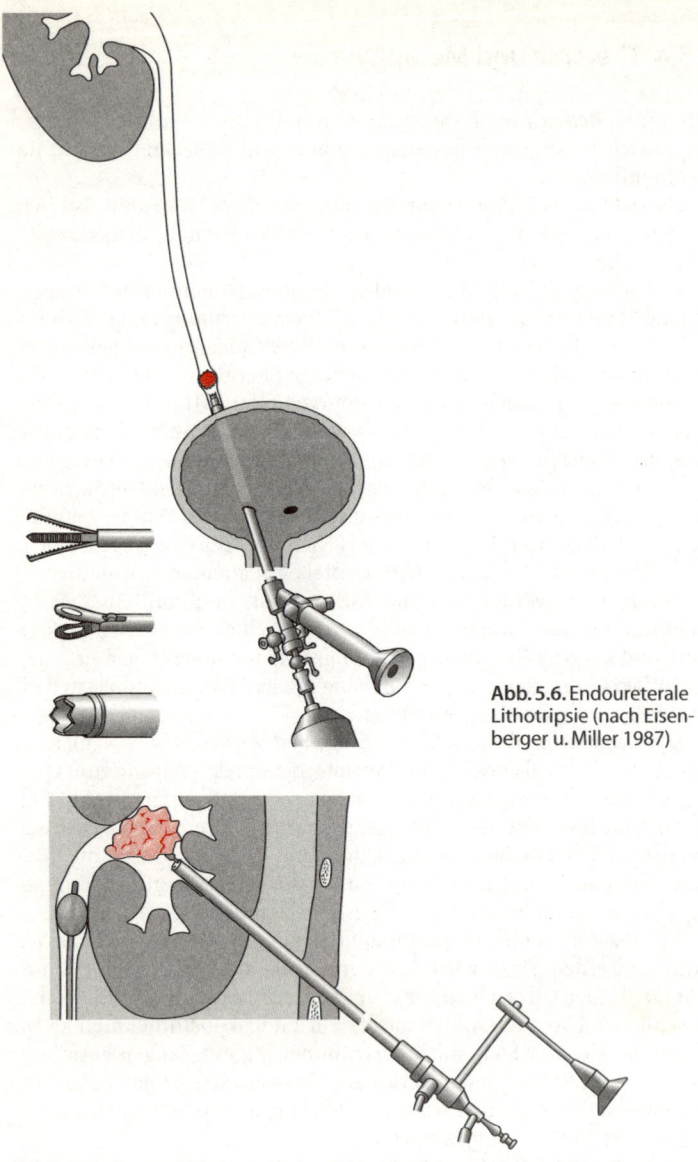

Abb. 5.7. Perkutane Litholapaxie eines Nierenbeckensteines (nach Eisenberger u. Miller 1987)

renerkrankungen, die z.B. eine Pyelonplastik oder eine Teilresektion notwendig machen. Auch große, nicht voroperierte Ausgußsteine sind eine gute chirurgische Indikation geblieben.

Eine *Steinauflösung* durch peroral zugeführte Medikamente ist bei (röntgendichten) kalziumhaltigen Steinen unmöglich. Anders bei Harnsäurekonkrementen, die durch Harnalkalisierung auf pH 6,4 bis 6,7 (Uralyt-U®) und Diuresesteigerung aufgelöst werden können.

Rezidivprophylaxe (Metaphylaxe). Die Steinentfernung bedeutet in der Regel nur den Abschluß einer Episode des Harnsteinleidens. Bei 30–50% der Patienten manifestiert sich die Steinkrankheit innerhalb der folgenden 10 Jahre erneut. Rezidive sind um so häufiger, je mehr prädisponierende Faktoren vorhanden sind. Die Metaphylaxe ist deshalb ein wesentlicher Teil der Behandlung.

Allgemeine Richtlinien. Diuresesteigerung auf mehr als 1,5 l Urin täglich. Das spezifische Gewicht sollte unter 1.015 liegen. Die Kontrolle des spezifischen Gewichts mit einem Urometer ist für den Patienten einfacher als die Messung der Gesamturinmenge/24 h.

Normale, körperlich aktive Lebensweise. Behandlung von Infekten durch gezielte Chemotherapie und Ansäuerung des Harns.

Keine einseitige Diät (z.B. vorwiegend Milch- und Milchprodukte). Für ausreichend Ballaststoffe sorgen, Abführmittel vermeiden. Erhöhung der Zitratausscheidung (Hemmstoff).

Voraussetzung für die Empfehlung spezifischer Metaphylaxemaßnahmen ist das Vorliegen einer Steinanalyse.

Praktische Empfehlungen bei kalziumhaltigen Harnsteinen:
- *Diuresesteigerung*: Kräutertee, kalziumarmes Mineralwasser; Milchgetränke in größeren Mengen vermeiden.
- *Vitaminreiche, säuernde Kost*: Brot, Fleisch, Fisch. Für Oxalatsteinpatienten: Zurückhaltung mit Tomaten, Spinat, Rhabarber, Beerenobst, Schokolade.
- *Medikamentöse Metaphylaxe* (nur bei speziellen Indikationen): Senkung des Kalziums im Urin bei idiopathischer Hyperkalziurie durch Thiazide zur Steigerung der tubulären Kalziumrückresorption. Normale Kalziumausscheidung beim Mann bis 300 mg/24 h, bei der Frau bis 250 mg/24 h. Alkaliverabreichung zur Anhebung der Zitratausscheidung.

Praktische Empfehlungen bei Harnsäuresteinen:
- *Diuresesteigerung auf über 2 l/24 h*: Frucht- und Gemüsesäfte, Zitronenwasser, Kräutertee, alkalisierende Mineralwasser zur Erhöhung des Urin-pH. Weniger empfehlenswert: Bohnenkaffee, Kakao, schwarzer Tee, Alkohol.
- *Kost*: Bei Übergewicht Gewichtsabnahme anstreben. Normale Mischkost: Zurückhaltung mit stark harnsäurebildenden (purinreichen) Nahrungsmitteln wie Leber, Nieren, Hirn, Milken (Bries), Sardinen, Heringe usw.
- *Medikamentöse Prophylaxe* (und Steinauflösung): Einstellung des Urin-pH auf 6,4–6,7 mit Alkalizitrat (z.B. Uralyt-U) unter Kontrolle des Urin-pH mit Indikatorpapier. Allopurinolverabreichung bei erhöhter Serumharnsäure.

Praktische Empfehlungen bei Zystinsteinen (~ 1%):
- *Massive Diuresesteigerung*: > 3 l/24 h
- *Kost*: eiweißarm, alkalisierend
- *Medikamente*: Ascorbinsäure (5 x 1 g/die), sog. Chelatbildner

Übungsfragen

1. Welche Harnsteinarten kennen Sie bezüglich ihrer chemischen Zusammensetzung und wie beurteilen Sie ihre relative Häufigkeit?
2. Charakterisieren Sie aufgrund von Lage und Form vier verschiedene Steinsituationen in den oberen Harnwegen!
3. Nennen Sie drei kausalgenetische Teilfaktoren, die die Bildung von Harnsteinen begünstigen!
4. Welche Harnsteinart kann man allenfalls medikamentös auflösen?
5. Welches ist die wichtigste Empfehlung in der Harnsteinrezidivprophylaxe?

Lösungen →S. 164

6 Tumoren des Urogenitalsystems

Die wichtigsten Tumoren des Urogenitalssystems sind in Abb. 6.1 schematisch dargestellt. Nach den Angaben zentraleuropäischer Krebsregister ist das Prostatakarzinom mit 14,4% nach dem Lungenkarzinom (17,7%) und vor dem Kolonkarzinom (6,5%) das zweithäufigste Malignom der männlichen Bevölkerung. Das Blasenkarzinom folgt mit 6,1% an 5. Stelle. Sowohl das Prostatakarzinom (rektale Untersuchung, PSA) wie auch das Urothelkarzinom (Hämaturieabklärung) sind der Früherkennung durchaus zugänglich. Die TNM–Klassifikation mit Einschluß des histologischen Differenzierungsgrades (G1–G3) ermöglicht eine überall verständliche Charakterisierung der Tumorausdehnung und des Malignitätspotentials, was angesichts der modernen multidisziplinären Krebstherapie, an der neben dem Allgemeinpraktiker der Urologe, Onkologe und Radioonkologe maßgeblich Anteil nehmen, große Vorteile bietet.

Tumoren des Urogenitalsystems haben gewisse Gemeinsamkeiten:
- *Leitsymptom: (intermittierende) Hämaturie.* Hämaturie ist immer verdächtig auf ein malignes Geschwulstleiden in der Niere bzw. in den ableitenden Harnwegen. Beim Nierenzellkarzinom tritt die Hämaturie leider oft erst in einer späten Erkrankungsphase auf.
- *Meist geringe und erst spät auftretende subjektive Beschwerden.* Tumoren der Nieren, der Harnwege, der Prostata oder des Hodens machen in frühen Erkrankungsphasen kaum Beschwerden.
- *Bevorzugt lymphogene Metastasierung.* Vom Adenokarzinom der Nieren und vom Chorionkarzinom des Hodens abgesehen, die früh hämatogene Metastasen setzen können, breiten sich die Urogenitaltumoren vorwiegend lymphogen im Becken und im Retroperitoneum aus.

6.1 Gutartige Tumoren des Nierenparenchyms

Gutartige Nierentumoren sind selten, meist klein und symptomlos; häufig handelt es sich um Zufallsbefunde. Meist sind es Adenome mit tubuluszellähnlichem Gewebebild. Diese sind wahrscheinlich Ausgangs-

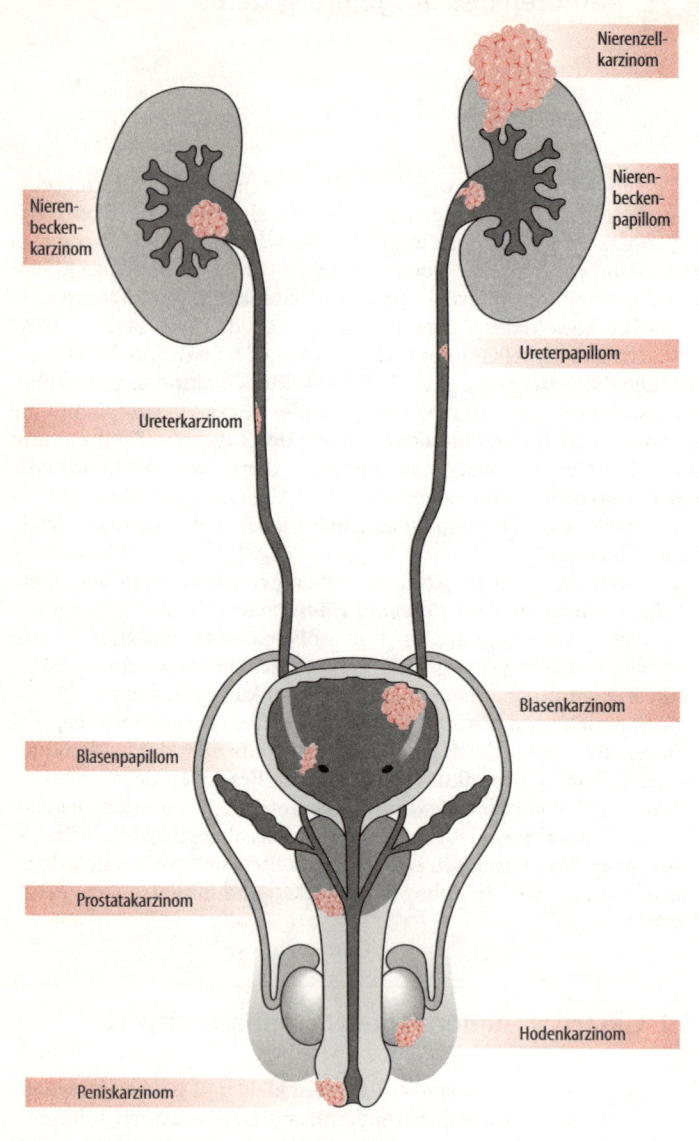

Abb. 6.1. Wichtige Neoplasmen des Urogenitalsystems

punkte der Nierenzellkarzinome. „Adenome" mit einem Durchmesser von über 2 cm sind deshalb nicht mehr als gutartig zu betrachten. Daneben gibt es Fibrome, Lipome, Onkozytome, Hämangiome, Hamartome, Angiolipoleinomyome (gehäuft bei tuberöser Sklerose).

6.2 Bösartige Nierentumoren

Nierenzellkarzinom (Adenokarzinom, „Hypernephrom")

Häufigster Nierentumor des Erwachsenen, aber insgesamt doch ein seltener Tumor (1–2% aller Tumoren). Männer sind häufiger betroffen (2 : 1), Altersgipfel 50–70 Jahre.

Ätiologie. Grawitz (1884) glaubte an eine Entstehung aus in der Niere liegenden, versprengten Nebennierenzellen → Bezeichnung „Hypernephrom". Diese Hypothese hat sich als unrichtig erwiesen. Die Bezeichnung ist indessen weiterhin gebräuchlich. Wahrscheinlich entstehen Nierenzellkarzinome aus Adenomen.

Pathologie. Die Tumoren entwickeln sich meist in einem Nierenpol → konzentrisches Wachstum („raumfordernder Prozeß" im Sonogramm/CT, bzw. Urogramm). Verdrängung des Hohlsystems → Einbruch in Nierenbecken und in Nierenvenen → Einwachsen in Nierenhauptvene und in V. cava (→ „symptomatische" Varikozele durch Behinderung des Blutabflusses aus der V. spermatica).

Metastasierung nach dem Hohlvenentyp → Lunge (60%), Skelett (30%), Leber, Hirn. Lymphogene Metastasierung → lumbale Lymphknoten (30%). Frühe Metastasierung ist nicht die Regel, aber spätes Auftreten von Metastasen, Jahre nach Entfernung des Primärtumors ist möglich.

Klinik. Makrohämaturieepisoden ohne Schmerzen sind Leitsymptom, aber meist nicht Frühsymptom des Nierenkarzinoms.

Weniger häufig: lumbales Druckgefühl, tastbarer Flankentumor.

Weitere Symptome: ungeklärtes remittierendes Fieber, Polyzythämie, Senkungserhöhung, Müdigkeit, Kachexie. Zeichen einer Leberschädigung (paraneoplastisches Syndrom).

> **!** Nierenkarzinome können sich in relativ frühen Stadien mit einem paraneoplastischen Syndrom manifestieren.

Diagnose. Die meisten Nierentumoren werden z.Z. bei der Ultraschalluntersuchung des Abdomens (häufig zufällig) entdeckt. Andere werden im Rahmen der Hämaturieabklärung gefunden.

- *Ultraschalluntersuchung*: Entscheidung Zyste/solider Tumor mit Ultraschall fast immer (95%) möglich; im Zweifel ultraschall- oder CT-gezielte Punktion
- *Urographie*: Veränderung der Nierenkontur, Kelchverdrängung („Raumforderung")
- *Computertomographie* sichert Diagnose (± 100%) und erlaubt Ausdehnungsbeurteilung. Einwachsen in Nierenvene und Vena cava kann erkannt werden
- *Arteriographie und Cavographie* werden nur ausnahmsweise benötigt (z.B. Operationsplanung bei Einzelniere).

Differentialdiagnose. Sie ist mit Ultraschall und CT problemlos. In Frage kommen im wesentlichen:
- Angiolipoleiomyome,
- solitäre Nierenzysten und
- Hydronephrosen.

Behandlung. Die chirurgische Therapie ist Behandlung der Wahl: „En-bloc"-Entfernung von Niere, perirenalem Fett und Faszie, je nach Tumorlage und -ausdehnung von einem abdominalen oder thorakoabdominalen Zugang aus. Der kurative Wert der Lymphadenektomie ist umstritten, dagegen ist die Exzision solitärer Metastasen (Lunge, Hirn) sinnvoll. Eine palliative Nephrektomie bei metastasierenden Nierenkarzinomen wegen anämisierender Hämaturie kann diskutiert werden. Alternativ kommt eine Embolisierung über die Nierenarterie in Frage. Bei kleinen Geschwülsten ist in bestimmten Fällen die Tumornukleation bzw. eine Nierenteilresektion möglich ohne die Prognose zu beeinträchtigen.

> **!** Das Nierenzellkarzinom spricht auf Strahlen-, Chemo- oder Hormontherapie nicht an.

Immuntherapie. Mit den modernen Methoden zur Beeinflussung der Immunitätslage scheinen sich (vorerst in klinischen Studien) neue Therapiemöglichkeiten zu eröffnen (Interferon, Zytokine, tumorinfiltrierende Lymphozyten).

Prognose. In Frühfällen (T2–T3) günstig. 50% Überlebende nach 3 Jahren, 40% nach 5 Jahren, 20% nach 10 Jahren.

Kleine Nierentumoren (T1) können durch Nephrektomie oder Nierenteilresektion in 80–90% der Fälle definitiv geheilt werden. Lymphknotenbefall (N+) verschlechtert die Prognose deutlich: Fünfjahresüberlebensrate maximal 25%.

Bei multiplen Fernmetastasen (M+) überleben weniger als 10% 5 Jahre. Spontanremissionen sind extrem selten (< 0,5%).

Nephroblastom (Wilms-Tumor)

Häufigster Abdominaltumor des Kindes, 90% in der Altersgruppe 1–7 Jahre. Im Gegensatz zum Adenokarzinom gutes Ansprechen auf Strahlen- oder Chemotherapie. Prognose der kombinierten chirurgisch-radiotherapeutisch-chemotherapeutischen Behandlung günstig (s. Kap. 9).

Liposarkom, Fibrosarkom

Sehr selten. Symptomatologie und Behandlung wie Adenokarzinom. Prognose wesentlich ungünstiger, weniger als 10% Überlebende nach 5 Jahren.

Fallbeispiel

Anamnese. Ein 60jähriger Redakteur, Kettenraucher, hat bei sich nun schon zum 2. Mal eine kurzdauernde Makrohämaturie-Episode beobachtet und ist beunruhigt.

Befund. Zur Zeit im Urin nur 7 Erythrozyten pro Gesichtsfeld. Urinzytologie negativ. Im Urogramm orangengroße „Raumforderung" im Unterpol der rechten Niere mit Verdrängung der unteren Kelchgruppe und Deformation der Kelche. Im Ultraschall handelt es sich eher um eine „solide" Raumforderung. Deshalb erfolgt ein Computertomogramm des Abdomens, das einen Tumor beweist. Die Nierenvene ist gut erkennbar ohne Tumor. Auffällige Lymphome im Hilusbereich lassen sich nicht nachweisen. Eine Thoraxaufnahme ist unauffällig, die Blutsenkung ist auf 50/– erhöht.

Diagnose. Nierenzellkarzinom rechts, Stadium T3N0M0.

Therapie. Extrakapsuläre Nephrektomie über einen Interkostalschnitt 10./11. Rippe. Unter extrakapsulär versteht man die Mitnahme des perirenalen Fettgewebes innerhalb der sog. Gerota-Kapsel.

Verlauf. Komplikationsloser postoperativer Verlauf. Nachkontrollen sind nicht unbedingt nötig. Es ist mit einer Dauerheilung zu rechnen. Zudem gibt es bei Auftreten eines Rezidivs keine etablierte erfolgversprechende Weiterbehandlung.

6.3 Tumoren des Urothels

Diese Neoplasmen entwickeln sich aus dem Übergangsepithel der Harnwege und zeigen daher trotz unterschiedlicher Lokalisation ein nahezu identisches histologisches Bild.

Rund 30% sind gutartige, sog. Papillome (Ta), 60% infiltrierend wachsende papilläre Karzinome, 5% Karzinome mit Plattenepithelanteilen und selten Adenokarzinome (fast nur Blase).

Am häufigsten ist die Blase befallen, dann in abnehmender Häufigkeit die Nierenbecken, die Ureteren und die hintere Urethra.

Nierenbeckentumoren

Nierenbeckentumoren machen rund 10% aller Nierentumoren aus und sind fast immer (90%) papilläre Urothelkarzinome.

Oft treten die Geschwülste multipel auf (30–40%) oder führen zu Ablegern in Ureter und Blase. Männer sind doppelt so häufig betroffen wie Frauen.

Ätiologie. Neben der unspezifischen, chronischen Entzündung gibt es seltene, regional auftretende Nephritiden mit erhöhtem Tumorrisiko (Balkannephritis). Eine wichtige Ätiologie in Zentraleuropa war der Phenazetinabusus (Kopfschmerztabletten). Weitere ätiologische Hinweise s. Blasentumoren.

Pathologie. Die dünne Wand der oberen Harnwege ist rasch durchwachsen → Infiltration ins peripelvine Fettgewebe und Metastasierung in lumbale Lymphknoten.

Klinik. Hauptsymptom (80%) und (im Gegensatz zum Nierenzellkarzinom) auch Frühsymptom ist die Mikro- (Makro-) hämaturie.

Im Urogramm manifestiert sich der Tumor durch Kontrastmittelaussparung. Gelegentlich ist ein retrogrades Pyelogramm notwendig, mit dem der Füllungsdefekt besser dargestellt werden kann. Differentialdiagnostisch kommen in Frage: Gefäßimpressionen, röntgennegative Konkremente, evtl. Tuberkulose. Hilfreich sind Urinzytologie evtl. Ureterorenoskopie.

Therapie. Nephroureterektomie, unter Mitentfernung der Uretermündung. Die vollständige Entfernung des Ureters ist notwendig wegen der Gefahr einer späteren Geschwulstentwicklung im zurückgebliebenen Ureterstumpf (bis 30%).

Prognose. Je nach Tumortyp und Stadium: bei bedingt malignen Tumoren 80%, bei infiltrierenden Karzinomen 25% Überlebende nach 5 Jahren.

Uretertumoren

Diese sind seltener und entwickeln sich in der Regel im distalen Abschnitt.

Klinik. Ähnlich wie bei den Nierenbeckentumoren. Im intravenösen oder retrograden Kontrastbild erkennt man eine tumorbedingte Kontrastaussparung und in der Regel eine mehr oder weniger starke Stauung.

Therapie. Nephroureterektomie. Bei gutartigen distalen Geschwülsten ist gelegentlich eine Teilresektion mit Neueinpflanzung in die Blase möglich. Bei infiltrierendem Karzinomwachstum ist die Prognose ungünstig; nur wenige Prozent Überlebende nach 5 Jahren.

Blasentumoren

Der Blasentumor ist nach dem Prostatakarzinom der zweithäufigste Urogenitaltumor. Befallen sind vorzugsweise Männer (4 : 1) in der Altersgruppe von 50–80 Jahren.

Ätiologie. Bereits 1895 hat der Chirurg Rehn einen Zusammenhang zwischen Blasentumoren und Exposition mit Farbstoffen nachgewiesen. Seine Bezeichnung „Anilinkrebs" ist allerdings unzutreffend.

In Wirklichkeit sind es *aromatische Amine* (Amingruppe in Orthostellung), die im Tierversuch Blasentumoren verursachen. Solche Amine (z.B. Benzidin, 2-Naphtylamin), aber auch Tryptophan werden in der Leber zu Orthoaminophenolen umgewandelt und mit Sulfaten oder Glukuronsäure konjugiert. In den Nieren hydrolisiert eine →-Glukuronidase diese Bindung, womit das eigentliche Karzinogen in den Harnwegen wirksam werden kann. Gefährdet sind die Arbeiter in gewissen Sparten der Textil-, Leder-, Farb- und Gummiindustrie. Zur Tumorinduktion ist eine gewisse Expositionszeit notwendig (2 Jahre). Das Auftreten der Tumoren erfolgt nach einer Latenzzeit, die je nach Expositionsdauer und Intensität zwischen 5 und 40 Jahren beträgt.

Auch das *Zigarettenrauchen* ist als blasentumorinduzierender Faktor gesichert. Die Konzentrationen der Tryptophanmetaboliten im Urin liegen bei Rauchern bis zu 50% höher. Weiter können *chronische Entzündungen* (besonders Bilharziose, evtl. Steine) zur Tumorbildung Anlaß geben (→ Plattenepithelkarzinome).

Urinstase und Restharn (in Divertikeln) begünstigen vermutlich die Tumorentstehung (auch in den oberen Harnwegen).

Pathologie. Es handelt sich in der Regel um Tumoren vom Übergangsepitheltyp. Vom Wachstumstyp her unterscheidet man *papilläre* Tumoren (gutartige Papillome und papilläre Karzinome) *oberflächliche* (Ca in situ) und *infiltrierende* Karzinome unterschiedlicher T-Stadien (Abb. 6.2).

Das Geschwulstwachstum erfolgt meist exophytisch, papillomatös und häufig multizentrisch mit starker Neigung zu Rezidiven (bis 70%).

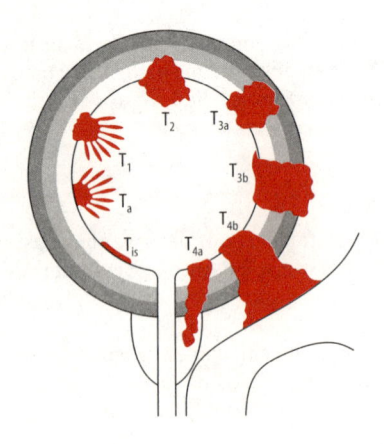

Abb. 6.2. Blasentumorstadien im TNM-System. *Ta, Tis, T1–T4* bedeuten unterschiedliche Infiltrationstiefe, N0–N+ beurteilen die lymphogene Metastasierung, M0–M+ beurteilen die Fernmetastasierung

6 Tumoren des Urogenitalsystems

Die Metastasierung geschieht vorwiegend lymphogen → Beckenlymphknoten → paraaortokavale Lymphknoten → Lunge, Leber, Knochen (hämatogene Fernmetastasen).

Klinik. Haupt- und Frühsymptom: schmerzlose Mikrohämaturie mit Makrohämaturieepisoden (80%); seltener Pollakisurie und „Zystitis" (20%). Beginn schleichend, ohne Beeinträchtigung des Allgemeinbefindens. Die Erscheinungen werden daher vom Patienten, gelegentlich aber auch vom Arzt (zu Unrecht) bagatellisiert.

> **!** Mikro- und Makrohämaturie sowie therapieresistente Zystitiden sind immer tumorverdächtig.

Diagnostik.
- *Urographie*: Füllungsdefekte in der Harnblase, gelegentlich einseitige Stauung der oberen Harnwege durch infiltratives Wachstum im Trigonumbereich. Eine Urographie oder CT-Untersuchung ist bei Hämaturie und anders motiviertem Tumorverdacht obligatorisch.
- Die *Urinzytologie* kann die Diagnose klären, kann Rezidive erkennen; sie ist nützlich in der Nachsorge.
- Die *Urethrozystoskopie* zeigt den Typ, die Ausdehnung, die Anzahl der Tumoren und gestattet die Entnahme von Biopsien.

Die Beurteilung der lokalen Ausdehnung (Infiltration in benachbarte Strukturen) und des Lymphknotenbefalls erfolgt durch die ***Computertomographie***. Zur Suche nach Fernmetastasen in Lunge, Leber und Skelettsystem eignen sich Thoraxaufnahmen, Computertomogramm und Skelettszintigramm.

Therapie.
Bei der Indikationsstellung zu berücksichtigen sind Stadium, histologischer Typ, Malignitätsgrad, Alter, Allgemeinzustand, familiäre Situation u.a.

Behandlungsmöglichkeiten:
- ***Transurethrale Resektion (TUR-B)***: Erster diagnostischer Schritt und Basis für die Beurteilung des weiteren Vorgehens. Definitive Therapie bei oberflächlichen, gut differenzierten und lokalisierten Tumoren (Ta, T1, evtl. T2 immer mit Nachresektion einige Wochen später). ***Vorteile***: kleines Operationstrauma, geringe postoperative Beschwerden, kurze Krankheitsdauer, jederzeit wiederholbar.

- *Blasenteilresektion*: Sehr selten indiziert: z.B. bei einem für die TUR-B ungünstigen Tumorsitz in der Blasenkuppe bzw. an der Blasenhinterwand und beschränkter Lebenserwartung; Gefahr der Tumorzellverschleppung.
- *Zystektomie – Lymphadenektomie + Harndeviation*: Für alle infiltrierenden und multizentrisch wachsenden Tumoren, die die Möglichkeiten der TUR-B übersteigen und bei denen Heilung angestrebt wird (therapieresistentes Tis, T2/T3, N0, M0). Die Zystektomie ist nur sinnvoll, wenn kein offensichtlicher Befall der regionalen Lymphknoten besteht (präoperatives CT, Schnellschnittuntersuchung). Der Urin wird meist in den Darm umgeleitet. Zur Harnumleitung am gebräuchlichsten ist ein sogenanntes *Ileum-conduit* mit äußerlich aufgeklebtem Auffangbeutel. Alternativ läßt sich ein inneres *Darmbeutelreservoir* (Neoblase) bilden, das „kontinent" ist, aber regelmäßig durch Katheterismus entleert werden muß. Beim Mann ist die Verbindung dieser Neoblase mit der Urethra möglich, sofern diese sicher tumorfrei ist. Diese Patienten haben eine mehr oder weniger „normale" Pressmiktion.
- *Chemotherapie*: Die Zytostatikabehandlung ist zu einer wichtigen Zusatztherapie geworden, die die Prognose des Blasenkarzinoms günstig beeinflußt.
  - Die *intravesikale Instillationsbehandlung* (in Kombination mit der TUR-B) bei diffusem oberflächlichen Tumorbefall (Mitomycin-C, Adriamycin, BCG) senkt die Rezidivrate und verlangsamt die Entstehung histologisch bösartiger, infiltrierender Rezidive. Die Instillation von BCG-Impfstoff ist für das gefürchtete Karzinoma in situ (Tis) erste Behandlungsoption. Bei infiltrativem Tumorwachstum (T2) sind Instillationsbehandlungen wertlos.
  - Die *systemische Chemotherapie* mit verschiedenen Zytostatika-Kombinationen wird in chirurgischen Grenzfällen prä- und postoperativ („neoadjuvant" und „adjuvant") mit Erfolg eingesetzt. Auch in der Behandlung des metastasierenden Blasenkarzinoms lassen sich zumindest partielle Remissionen erreichen. Die wichtigsten Medikamente (mit ihren objektiven Ansprechraten) sind Cisplatin (30%), Methotrexat (30%), Adriamycin (18%), Vinblastin (18%).

Prognose. Die Prognose hängt ab vom Malignitätsgrad (G) und von der Infiltrationstiefe (T-Kategorie).

Die Fünfjahresüberlebensrate bei oberflächlichem Tumorwachstum (T1/T2) liegt bei rund 60% oder weniger (bei niedrigem Differenzierungsgrad); bei fortgeschrittener Infiltration der Harnblasenwand (T3/T4) 10% oder weniger.

Fallbeispiel

Anamnese. „Hämorrhagische" Zystitis bei einem 61jährigen Magazinverwalter (Nichtraucher). Nach Behandlung mit Nofloxacin über zwei Wochen, gehen die Beschwerden nur teilweise zurück. Besonders die Pollakisurie bleibt und im Urin kann weiterhin eine Mikrohämaturie nachgewiesen werden. Bakterien finden sich aber bei wiederholter Untersuchung nicht.

Weitere Abklärungen. Im Urogramm unauffällige Nieren und unauffällige obere Harnwege. In der Blase vereinzelte Aussparungen im Kontrastbild (Koagula?). In der Urinzytologie vereinzelt unregelmäßige Urothelien, ohne daß eine sichere Malignitätsdiagnose gestellt werden kann. Deshalb wird eine Zystoskopie durchgeführt, die drei nebeneinander liegende exophytische Wucherungen über dem rechten Ostium ergibt. Die übrige Blase ist unauffällig.

Diagnose. Multiple exophytisch wachsende Urotheltumoren der Blase.

Therapie. Transurethrale Abtragung der Geschwülste mit Hochfrequenzschlinge (TURB). Histologisch handelt es sich um oberflächliche Karzinome T1 (ohne Durchbruch durch die Lamina propria der Submukosa).

Weiteres Vorgehen. Drei Monate später Nachresektion im Operationsgebiet. Bei tumorfreiem Präparat kann von Heilung ausgegangen werden. Anschließend sind aber Kontrollen in sechsmonatigen Abständen notwendig (Urinzytologie und Zystoskopie), da bei multiplen Tumoren mit einer hohen Rezidivhäufigkeit (bis 70%) gerechnet werden muß.

6.4 Prostatakarzinom

Es ist das häufigste Urogenitalkarzinom des Mannes und ein ausgesprochenes „Alterskarzinom". Klinisch nicht in Erscheinung getretene „latente" Karzinome finden sich anläßlich der Autopsie von über 70jährigen Männern in rund 50% der Fälle.

Unter den häufigsten Krebserkrankungen des Mannes belegt es derzeit nach dem Lungenkarzinom den 2. Platz. Die jährliche Prostatakrebsinzidenzrate pro 100.000 Männer beträgt z.Z. in Basel um die 85.

„Klinisch-manifest" wird ein Prostatakarzinom durch sein abflußbehinderndes Tumorwachstum oder durch Metastasenschmerzen. Beim „okkulten" Karzinom wurden zuerst Metastasen nachgewiesen (z.B. durch Röntgenaufnahmen). Das „inzidentielle" Karzinom findet sich unerwarteterweise bei der histologischen Untersuchung von Prostatagewebe nach TUR bei vermeintlich gutartiger Vergrößerung (ca. 10%).

Ätiologie. Die Krankheitsursachen sind unbekannt. Alter („Alterskarzinom"), hormonale Faktoren (Androgene stimulieren offenbar das Tumorwachstum) und Rasse (Japan: seltener, Afroamerikaner: häufiger betroffen) und möglicherweise auch die Umwelt (Ernährung zu fett!) spielen eine Rolle. Es besteht eine höhere Inzidenz in den Industrieländern.

Pathologie. Das Karzinom bildet sich aus den Drüsenepithelien (Adenoca.) meist im dorsalen Anteil. Es entwickelt sich in der Prostata entlang den Lymphspalten, durchbricht die anatomische Kapsel und infiltriert lokal zunächst die Samenblasen.

Später metastasiert es in die regionalen Lymphknoten und streut hämatogen bevorzugt in das Skelett (Becken, LWS).

Der Tumor entwickelt sich vollständig unabhängig von (aber häufig gleichzeitig mit) einer Adenomyomatose. In 80% der Fälle kann er vom Rektum aus getastet werden. Damit kann die Vermutungsdiagnose Karzinom durch jeden Untersucher gestellt und durch die Bestimmung des prostataspezifischen Antigens im Serum erhärtet werden.

Klinik. Von der Patientengruppe, die wegen Dysurie einen Arzt aufsucht, haben ca. 10% ein Prostatakarzinom. Bei rund der Hälfte dieser Patienten sind zu diesem Zeitpunkt bereits Metastasen vorhanden.

Bei rund 25% der Prostatakarzinompatienten sind Metastasenschmerzen („Lumbago", „Ischias") das erste Krankheitssymptom überhaupt.

> **!** Chronische Lumbalgien bei über 60jährigen Männern sind metastasenverdächtig.

Diagnostik

Rektaluntersuchung. Beurteilt werden:
- Begrenzung → unscharfe Begrenzung bedeutet Infiltration.
- Konsistenz → jede Induration ist karzinomverdächtig.
- Oberflächenbeschaffenheit → die glatte Oberfläche des Adenoms wird durch Karzinomknoten unregelmäßig.

Laboruntersuchungen. Die Messung des prostata-spezifischen Antigens (PSA) ist die wichtigste Beurteilungsmethode für die „Aktivität" eines Prostatakarzinoms, ganz besonders unter der Behandlung. Für die Aufdeckung von neuen Krankheitsfällen ist es wegen mangelnder Spezifität im Grenzwertbereich (4 ng/ml) für die allgemeine Praxis weniger geeignet. Im Zweifel Beurteilung durch den Urologen.

Die sehr unspezifische alkalische Phosphatase (AP) spricht, wenn sie beim Prostatakarzinom erhöht ist, für eine Skelettmetastasierung. Die saure Prostataphosphatase wird nicht mehr gemessen.

Radiologische und nuklearmedizinische Untersuchungen. Einseitige Harnleiterabflußbehinderung im Urogramm spricht für Einwachsen des Tumors im Ostiumbereich.

Kapseldurchbruch und Samenblasenbefall können im CT erkennbar sein.

Die Skelettszintigraphie ist ein sehr empfindlicher bildgebender Test für die Erfassung von Metastasen (DD: M. Paget).
Skelettröntgenaufnahmen sind nur ausnahmsweise nötig (osteoplastische Metastasen).

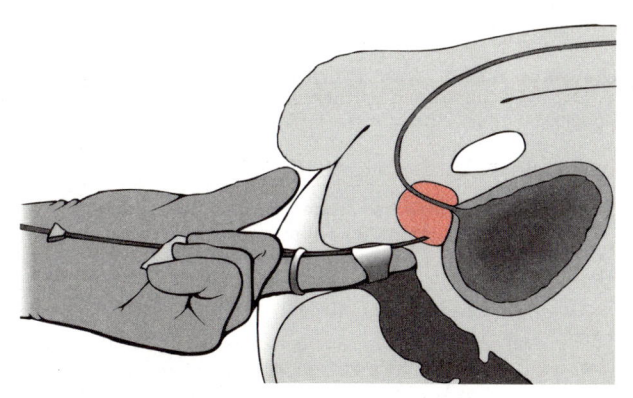

Abb. 6.3. Feinnadelpunktion der Prostata. Transrektale Aspiration von Zellmaterial aus der Prostata mit einer feinen Nadel zur zytologischen Untersuchung

6.4 Prostatakarzinom

Biopsie. Die Sicherung der Diagnose erfolgt heute durch die ultraschallgezielte transrektale Biopsie bzw. durch eine Feinnadelaspiration (Abb. 6.3).

Therapie

Alle Therapiemaßnahmen in der Chirurgie erfolgen aufgrund einer Indikationsstellung, bei der eine Vielzahl von Faktoren (z.B. Überlebenserwartung, Tumorstadium (Abb. 6.4), Differenzierungsgrad usw.) berücksichtigt werden.

Die Therapiemöglichkeiten aufgrund des Tumorstadiums sind in Tabelle 6.1 aufgeführt.

Behandlungsgrundsätze für das lokoregionär begrenzte Prostatakarzinom (T1–T3). Die *radikale Prostatektomie* ist nur in Frühstadien (bis T2N0) wirklich sinnvoll. Sie bedeutet ein Risiko für die Potenzerhaltung, Kontinenzerhaltung (Streßinkontinenz) und für Strikturbildungen an der vesikourethralen Anastomose.

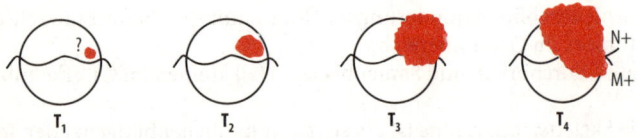

Abb. 6.4. Schematische Darstellung des rektalen Palpationsbefundes in verschiedenen Stadien der Prostatakarzinomerkrankung. Bezeichnung gemäß dem TNM-System für Tumorstadien: *T1* kleiner Knoten in normaler Drüse. *T2* deutlicher Knoten in einem Lappen. *T3* Infiltration der Umgebung. *T4* Infiltration und Fixation an benachbarten Strukturen.
N Nodi = Lymphknotenmetastasen; *M* Fernmetastasen (0 negativ, + positiv, x ungewiß).
Die klinische Beurteilung von *N* und *M* erfolgt durch radiologische (CT, Skelettröntgen, Thoraxröntgen, Lymphogramm) und nuklearmedizinische (Skelettszintigramm) Untersuchungen

Tabelle 6.1. Therapiemöglichkeiten aufgrund des Tumorstadiums

T1 + T2	(N0M0)	*radikale Prostatektomie*: vollständige Entfernung der Prostata mit Samenblasen in kurativer Absicht kurative *externe Hochvoltbestrahlung* *abwartende Haltung*: bei hochdifferenziertem Tumor, beschränkter Lebenserwartung
T3	(NxM0)	wie T2, in der Regel jedoch keine Prostatektomie. Bei Hochvolttherapie größerer Bestrahlungsfelder, allenfalls zusätzlich antiandrogene Behandlung
T3/T4	(M+)	endokrine Therapie: Androgensuppression

Die *Strahlentherapie* mit kurativem Ansatz ist nur in lokal begrenzten Stadien (bis T3, N0–1, M0) sinnvoll. Sie kann eine vorübergehende Reizsymptomatologie der Blase und des Darms zur Folge haben. Dauerschäden sind selten. Die Potenz ist bei einem großen Teil der Patienten im späteren Verlauf ebenfalls beeinträchtigt.

Die *Verlaufsbeobachtung ohne Behandlung* ist in ausgewählten Fällen durchaus gerechtfertigt. Hochdifferenzierte Tumoren bleiben oft jahrelang stationär und dürfen deshalb bei Patienten mit begrenzter Lebenserwartung durchaus vorerst einmal ohne Behandlung beobachtet werden (Tabelle 6.2).

Die Indikationsstellung und Durchführung der Therapie verlangen aus den angeführten Überlegungen große Erfahrung und enge Zusammenarbeit der beteiligten Disziplinen (Urologie, Strahlentherapie, Onkologie) sowie die positive Mitwirkung des innerhalb sinnvoller Grenzen über sein Leiden aufgeklärten Patienten.

Behandlungsgrundsätze für das metastasierende Prostatakarzinom (M+). *Endokrine Therapie*: Ausschaltung der wachstumsanregenden Wirkung der Androgene auf den Primärtumor und die Metastasen. Dazu gibt es 2 Möglichkeiten:

- *Orchiektomie* (chirurgische Androgensuppression): Entfernung des Hodenparenchyms unter Belassung des Nebenhodens (evtl. der Tunica albuginea). Der Patient fühlt sich nicht vollständig „kastriert" → Plasmatestosteron fällt jedoch auf Kastrationswerte (einfach, kostengünstig).
- *Medikamentöse Androgensuppression* („medikamentöse" Kastration)
  - *LH-RH-Analoga*: Die regelmäßige Verabreichung von LH-RH-Analogen erniedrigt – nach einer initialen Stimulationsphase – den Androgenspiegel auf Kastrationsniveau.

Tabelle 6.2. Mittlere Lebenserwartung für Männer (Quelle: Statistisches Jahrbuch der Schweiz)

Alter	Ø Lebenserwartung
60	19,6
65	15,8
70	12,5
75	9,4
80	7,1
85	3,8

- *Antiandrogene*: Es gibt steroidale (Cyproteronazetat) und nicht steroidale (Flutamid) Antiandrogene, die sich in gewissen Nebenwirkungen unterscheiden. Antiandrogene blockieren die zellulären Androgenrezeptoren an Prostatazellen.
- *Östrogene* wirken zentral antigonadotrop. Sie blockieren die LH-Sekretion und damit die Androgenausscheidung. Wegen kardiovaskulärer Nebenwirkungen werden Östrogene z.Z. wenig eingesetzt.

In der Planung der endokrinen Therapie gibt es *offene Fragen*:
- Soll die Androgensuppression unmittelbar nach der Feststellung von Metastasen eingeleitet werden oder soll das Auftreten von Beschwerden abgewartet werden? Nach derzeitigem Wissen ist der sofortige Behandlungsbeginn besser.
- Soll ab Behandlungsbeginn eine „komplette" Androgensuppression (inklusive adrenale Androgenvorstufen) durch zusätzliche Verabreichung eines Antiandrogens angestrebt werden oder soll das Antiandrogen erst beim Nachlassen des Kastrationseffekts eingesetzt werden?
- Welche Therapie soll bei Nachlassen der Hormonabhängigkeit des Tumorleidens eingesetzt werden?
  - Estramustinphosphat (Östrogen/Chemotherapeutikum)
  - Chemotherapie (Epirubicin, Adriamycin)

Die aufgeworfenen Fragen werden derzeit in klinischen Studien abgeklärt.

Strahlentherapie. Bei Metastasierung mit lokalen Metastasenschmerzen „am Ort der Not" ist die Strahlentherapie sehr wirkungsvoll.

TUR. Bei Harnabflußbehinderung palliative transurethrale Prostataresektion.

Prognose

Bei stadiengerechter Behandlung:
- T1: ± normale Lebenserwartung
- T2: nach 5 Jahren 70% Überlebende, nach 10 Jahren 50% Überlebende
- T3/M0: nach 5 Jahren 40% Überlebende, nach 10 Jahren 25% Überlebende
- T3/T4/M+: Lebenserwartung einige Monate bis 1 Jahr

Leider befinden sich zum Zeitpunkt der Diagnose viele Patienten bereits im Stadium T3/T4 M+ und können nur noch palliativ behandelt werden. Die Suche nach Frühfällen ist deshalb sinnvoll. Frühe Erkennung gestattet es bei rund 20% der Karzinomträger die Therapie in einem noch lokalisierten, von der Prognose her aussichtsreichen Stadium einzuleiten. Die Mithilfe bei der Früherkennung ist deshalb – neben der Beratung des Patienten und gegebenenfalls der Durchführung und Überwachung der antiandrogenen Therapie – eine sehr wichtige Aufgabe des Hausarztes (Rektaluntersuchung, PSA–Bestimmung).

Fallbeispiel

Anamnese. Ein 50jährige Mann unterzieht sich einer „Check-up"-Untersuchung anläßlich welcher – auf seinen Wunsch – auch das PSA bestimmt wird. Miktionsbeschwerden bestehen nicht.

Befund. PSA 15 ng/ml, bei der rektalen Untersuchung erweist sich die Prostata als etwa 30g schwer. Der rechte Lappen ist etwas assymetrisch vergrößert und zeigt eine etwas vermehrte Konsistenz. Die Familienanamnese bezüglich Prostatakarzinom ist unauffällig.

Weitere Abklärung. Es erfolgt eine mit rektalem Ultraschall gezielte Biopsie bei der sechs Gewebeproben (drei aus jedem Lappen) entnommen werden. Zwei der drei Proben aus dem rechten Lappen sind von einem Adenokarzinom, Grad 2 durchsetzt.

Diagnose. Prostatakarzinom im rechten Lappen (Stadium T2; Malignitätsgrad 2)

Therapie. Radikale Prostatektomie unter Schonung des „neurovaskulären Bündels" links, in der Hoffnung auf Erhaltung der Potenz.

Verlauf. Nach Katheterentfernung ist der Patient kontinent. Die Kontrolle des PSA-Wertes nach drei Monaten ergibt 0 ng/ml. Es wird empfohlen den PSA–Wert in 8–12 Monaten wieder zu kontrollieren. Die definitive Beurteilung der Potenz sollte nicht vor Ablauf eines Jahres erfolgen.

6.5 Hodentumoren

Häufigkeit und Bedeutung. 1–2% aller Malignome des Mannes.

Pro Jahr und pro 100.000 Einwohner sind 6–7 Neuerkrankungen, vorwiegend in der Altersgruppe 20–35 Jahre, zu erwarten.

Fast durchweg (95%) handelt es sich um bösartige Geschwülste, die rasch wachsen und früh metastasieren. Je nach histologischem Typ haben 25–30% der Erkrankten im Zeitpunkt der Diagnose bereits Metastasen.

Trotz leichter Zugänglichkeit für die Selbstuntersuchung beträgt die Zeit zwischen erstem Symptom und ärztlicher Diagnose gelegentlich Wochen bis Monate.

Ätiologie. Die Ätiologie ist unbekannt. Gehäuftes Vorkommen in der Phase größter sexueller Aktivität. 95% der Malignome gehen vom Keimepithel aus. An ihrem Ursprung steht die maligne Entartung der germinalen Stammzelle. Nach Behandlung eines Hodentumors ist das Risiko für einen zweiten Tumor auf der Gegenseite signifikant erhöht.

> **!** Bei gestörtem Hodendeszensus (auch nach reparativer Orchidopexie) ist das Risiko für die Entwicklung einer Geschwulst 4–8fach höher als bei normotopem Hoden.

Pathologie. Es gibt verschiedene histologische Klassifikationsschemata. Die WHO hat versucht, diese zu vereinheitlichen. Ohne auf Einzelheiten einzugehen gibt die Tabelle 6.3 einen Überblick.

Tabelle 6.3. Einteilung der Hodentumoren (nach WHO)

Keimgewebetumoren (95%)
- Seminome (> 50%)
- Teratome/Teratokarzinome
- embryonale Karzinome (< 50%)
- Choriokarzinome
- Mischformen

Stromatumoren (4%), oft gutartig
- Leydig-Zellen-Tumoren
- Sertoli-Zellen-Tumoren

Metastasen (1%)
- häufig maligne Lymphome

Die Metastasierung erfolgt lymphogen oder/und hämatogen:
- *Lymphogen*: Entlang dem Lymphabfluß des Hodens zur Nierengefäßkreuzung. Inguinale Metastasierung ist nur nach vorausgegangenen inguinalen Operationen zu erwarten.
- *Hämatogen*: Rasche hämatogene Metastasierung besonders bei Tumoren mit Trophoblastanteilen (Choriokarzinom).

Diagnose

Die Frühdiagnose ist an sich leicht, wird aber nicht selten durch den Patienten (weil kaum schmerzhaft) und gelegentlich auch durch den Arzt (der zuwenig an diese gefährliche Erkrankung denkt) verzögert.

> ! Eine schmerzlose oder wenig schmerzhafte Hodenschwellung ist so lange tumorverdächtig, bis das Gegenteil erwiesen ist. Die Abklärung hat notfallmäßig zu erfolgen.

Hilfreich bei der Erstbeurteilung sind neben der Anamnese, Inspektion und Palpation die Ultraschalluntersuchung oder, wenn nicht möglich, die Diaphanoskopie („Durchleuchtung" des erkrankten Skrotalinhalts mit einer starken Lichtquelle).

Differentialdiagnostisch kommen in Frage:
- Epididymitis/Orchitis (Rötung, Schmerz, Fieber, Harnwegsinfektzeichen)
- Hydrozele/Spermatozele (bei der Diaphanoskopie erkennbar, positiv durchscheinend)
- Hodentorsion (akuter, hochschmerzhafter Beginn)

Wichtige Abklärungen:
- Onkofetale Tumormarker (Blutentnahme vor Orchiektomie!): α-Fetoprotein (AFP) bei Seminom nicht erhöht; β-HCG (humanes Choriongonadotropin) bei Seminom nur ausnahmsweise erhöht. Bei 80–90% der Träger einer nicht seminomatösen Hodengeschwulst sind α-Fetoprotein oder β-HCG oder beide Marker erhöht. Die Kontrolle der Tumormarker ist für die Nachsorge sehr bedeutungsvoll.
- Gynäkomastie spricht für einen hormonaktiven (Stroma-) Tumor → Hormonstatus

- Computertomographie des Abdomens und der Thoraxorgane: zur Beurteilung der lymphogenen Metastasierung im Retroperitoneum und in den Lungen (Stadium-Diagnostik).
- Lymphographie und Kavographie sind nur bei besonderen Fragestellungen indiziert.
- Die Ultraschalluntersuchung des Abdomens hat orientierende Bedeutung.

Beurteilt werden:
- Tumorausdehnung im Orchidektomiepräparat: pT-Stadium,
- computertomographische Beurteilung der lymphatischen Ausbreitung: cN-Stadium,
- Thoraxaufnahmen (bzw. Thorax-CT): M-Stadium,
- histologische Diagnose und Ergebnis der Tumormarkerbestimmungen.

Im Hinblick auf die Therapie werden die folgenden klinischen Stadien unterschieden (Abb. 6.5):
- Stadium I: Tumor auf Hoden beschränkt, keine Metastasen,
- Stadium II: Lymphknotenmetastasen unterhalb des Zwerchfells,
- Stadium III: Metastasen oberhalb des Zwerchfells und Fernmetastasen.

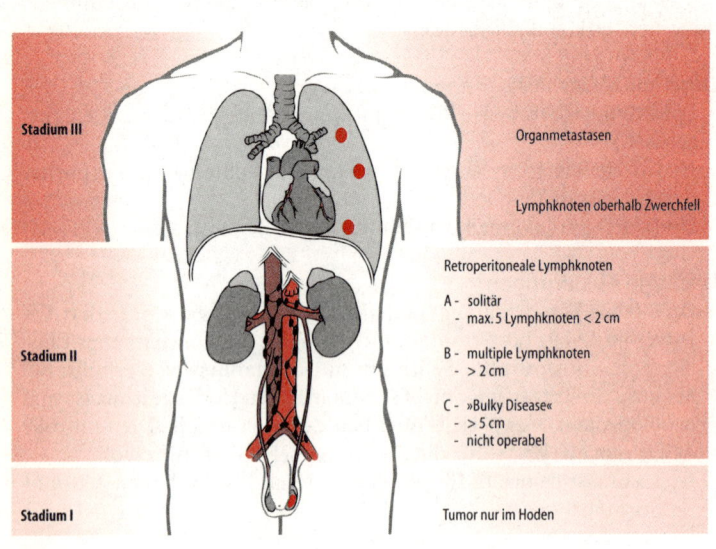

Abb. 6.5. Stadien des Hodentumors (nach Hautmann u. Huland 1997)

Therapie und Prognose

Inguinal-retroperitoneale Orchidektomie. Bei allen Hodentumoren ist die erste Therapiemaßnahme die Entfernung des Hodens von einem Inguinalschnitt aus, wobei der Samenstrang möglichst hoch hinter dem Bauchfell ligiert und durchtrennt wird. Der entfernte Hoden liefert die histologische Diagnose und das pT-Stadium.

Daraus und aus den eben erwähnten Beurteilungskriterien wird in Zusammenarbeit mit Onkologen und Strahlentherapeuten ein für den individuellen Erkrankungsfall geeigneter Therapieplan erstellt. Da sich die Behandlungsmöglichkeiten kontinuierlich weiterentwickeln, werden hier nur einige grundsätzliche Aspekte dargestellt.

Seminome. Seminome sind sehr *strahlensensibel*.
- *Klinisches Stadium I(-II)*: Bestrahlung des Lymphabflußgebietes der Hoden entlang der großen Gefäße bis zum Zwerchfell. 95-100% Fünfjahresheilungen.
- *Klinisches Stadium II(-III)*: Eventuell Zusatzbestrahlung des Mediastinums, zytostatische Chemotherapie, meist im Sinne einer Kombinationsbehandlung mit Cisplatin, Etoposid, Bleomycin (PEB). Fünfjahresüberlebensrate je nach Tumormasse und Lokalisation der Metastasen im Stadium II 95%, im Stadium III 40-60%.

Nichtseminomatöse Tumoren:
- *Klinisches Stadium I*: Hier bestehen 3 Möglichkeiten:
  - sorgfältige Nachkontrollen in kurzen Zeitabständen ohne weitere Therapiemaßnahme (Überwachung),
  - adjuvante Chemotherapie (PEB),
  - seltener retroperitoneale Lymphadenektomie.

  Fünfjahresüberlebensrate: 95-100%
- *Klinisches Stadium II*: Zur Diskussion stehen Lymphadenektomie gefolgt von Chemotherapie (PEB) und umgekehrt; Fünfjahresüberlebensrate bis 95%.
- *Klinisches Stadium III*: Chemotherapie (PEB) evtl. kombiniert mit tumorreduktiver Metastasenchirurgie; Fünfjahresüberlebensrate 40-60%

Bei Choriokarzinomen und malignen Teratomen mit Trophoblastanteilen ist die Prognose in fortgeschrittenen Stadien ungünstig.

Die sich laufend weiterentwickelnde zytostatische Chemotherapie hat die Prognose der Hodentumorträger massiv verbessert. Allerdings um den Preis von wiederholten, für den Patienten unangenehmen Chemotherapiebehandlungsphasen (mit Übelkeit, Erbrechen, Stomatitis, gastrointestinaler Symptomatik, Leukopenie und Haarausfall). Während dieser Zeit bedarf der durch sein Tumorleiden auch psychisch unter Druck stehende Patient einer sehr engen ärztlichen Führung, an der selbstverständlich auch der Hausarzt wichtigen Anteil hat.

> **Fallbeispiel**
>
> **Anamnese.** Ein 24jähriger Bäcker, Mitglied eines Fußballclubs, wird wegen linksseitiger kaum schmerzhafter Hodenschwellung vier Wochen lang antibiotisch behandelt und konsultiert nun einen Arzt, weil er keine Besserung bemerkt hat. Zwei Brüder und eine Schwester sind gesund, ebenso die Eltern. In der persönlichen Anamnese keine Besonderheiten im Urogenital-Bereich.
>
> **Befund.** Der linke Hoden ist auf knapp Hühnereigröße angeschwollen, von etwas derber Konsistenz, aber glatter Oberfläche. Kein Durchschimmern der Lichtquelle bei der Diaphanoskopie. Im Ultraschall solide Verschattung. Von den Tumormarkern im Serum ist das Alpha-Feto-Protein mit 7 U/L normal und das Beta-HCG mit 10 U/L nur wenig über der Norm. Das Thoraxbild ist unauffällig, ebenso das CT des Abdomens, wo sich insbesondere im Nierenbereich keine Lymphknotenpakete finden.
>
> **Verdachtsdiagnose.** Marker-negativer Hodentumor links, klinisches Stadium I.
>
> **Therapie.** Hohe Ablatio testis (Absetzung des Samenstranges am äußeren Leistenring). Gleichzeitig wird aus dem rechten Hoden eine Probebiopsie entnommen (intraepitheliale Neoplasie?).
>
> **Histologie.** Seminomatöse Hodengeschwulst von ca. 2,5 cm Durchmesser mit Infiltration des Rete testis. Samenstrang und Tunica albuginea testis tumorfrei (Stadium pT1). Die Biopsie des rechten Hodens ist unauffällig.
>
> **Weitere Behandlung.** Da die Seminome sehr strahlenempfindlich sind, wird eine adjuvante Strahlentherapie des Retroperitoneums durchgeführt. Anschließend kann sich der Patient als geheilt betrachten. Die 5 Jahres-Ueberlebensrate beträgt 100%.

6.6 Peniskarzinom

Häufigkeit. Rund 0,5% aller Karzinome der Männer in Europa.

Ätiologie. Deutlich gehäuftes Auftreten in Gebieten mit geringer Genitalhygiene: offensichtlicher Zusammenhang zwischen Smegmaretention und Tumorbildung. Smegma hat im Tierexperiment kanzerogene Wirkung. Eine Phimose kann einen Tumor zudem lange verbergen.
Zirkumzision bei Phimose ist eine wichtige tumorprophylaktische Maßnahme.

Pathologie. Die Erythroplasie Queyrat, die Leukoplakie, die Balanitis xerotica obliterans und der Morbus Bowen (Karzinoma in situ) werden als *Präkanzerosen* aufgefaßt. Der Morbus Bowen führt – unbehandelt – häufig zum Karzinom. Peniskarzinome entwickeln sich langsam und sind zu 95% *Plattenepithelkarzinome*.
Die Metastasierung erfolgt zunächst in die inguinalen Lymphknoten. *Cave*: Inguinale Lymphknoten sind häufig palpierbar, und nicht jede palpierbare Schwellung ist gleichbedeutend mit Metastasierung, besonders dann nicht, wenn eine ausgeprägte Balanitis besteht.

Klinik. Peniskarzinome manifestieren sich kaum vor dem 5. bis 6. Lebensjahrzehnt. Sie befallen vorwiegend Glans und Präputium. Der Patient konsultiert den Arzt in der Regel wegen einer „Entzündung". Die Erkrankung wird vom Patienten nicht selten über längere Zeit verschleppt. Differentialdiagnostisch an gutartige condylomata acuminata (Buschke-Löwenstein-Tumor) denken. Bei zweifelhaftem Befund ist eine *Biopsie* indiziert, evtl. auch im Bereich des inguinalen Lymphabflußgebiets („Schildwache"-Lymphknoten).
Die Therapie richtet sich nach dem Stadium. Bei kleinem Primärtumor: Exzision im Gesunden (Zirkumzision) evtl. Laserbehandlung, evtl. Lymphknotenbiopsie. Bei größeren Tumoren Penisamputation und inguino-(iliakale) Lymphadenektomie. Als Zusatzbehandlung (evtl. auch als Primärtherapie sehr kleiner Tumoren) kommen die Strahlentherapie und evtl. eine adjuvante zytostatische Chemotherapie (v.a. mit Bleomycin) in Frage.

Prognose. In Frühstadien ohne Lymphknotenmetastasierung günstig: 70–90% Fünfjahresheilungen. Bei Vorliegen von Lymphknotenmetastasen ungünstig: 20–50% Überlebende nach 5 Jahren.

6.7 Skrotalkarzinom

Heute in Mitteleuropa seltener Hautkrebs (Plattenepithelkarzinom), verursacht durch chronischen Kontakt mit Karzinogenen bei mangelhafter Hygiene. Medizinhistorisch interessant als „Kaminfegerkrebs"

Übungsfragen

1. Was ist charakteristisch für die Metastasierung der wichtigsten Urogenitaltumoren (Blase, Prostata, Hoden)?
2. Bei welchen Urogenitaltumoren ist eine Chemotherapie besonders aussichtsreich und bei welchen weitgehend erfolglos?
3. Welcher Zusammenhang besteht zwischen dem Symptom „Hämaturie" und Tumoren des Harnapparates?
4. Welche Überlegungen machen Sie, wenn in einem Urogramm ein „raumverdrängender Prozeß" festgestellt wird und wie klären Sie den Befund weiter ab?
5. Wie „übersetzen" Sie den Bericht, daß bei einem Ihrer Patienten ein Urothelkarzinom der Harnblase vom Stadium T4, N+, M?/G3 vorliegt den Angehörigen bezüglich der Behandlungsmöglichkeiten und der Prognose?
6. Wie beurteilen Sie das Rezidivrisiko bei „gutartigen" Blasenpapillomen (Ta/G1)
   - wenn ein solitäres Papillom entfernt wurde?
   - wenn mehrere Papillome entfernt wurden?
7. Welche Erkrankungen können zu einer Konsistenzvermehrung und zu einer Veränderung der Oberflächenbeschaffenheit der rektal tastbaren Prostataabschnitte führen?
8. Welche Untersuchungen veranlassen Sie, wenn Sie ein Prostatakarzinom vermuten?
9. Welche Behandlungsmöglichkeiten bestehen grundsätzlich im Anfangsstadium (T2) eines Prostatakarzinoms?
10. Nennen Sie drei Erkrankungen, die eine einseitige Schwellung des Skrotalinhaltes verursachen können!
11. Welche Erkrankung begünstigt eindeutig die Entstehung eines Peniskarzinoms?

Lösungen →S. 164

7 Störungen der Harnentleerung

Verschiedenen Möglichkeiten subvesikaler Abflußbehinderung führen zu gleichen Symptomen und Folgeerscheinungen. Die wichtigsten Ursachen für eine erschwerte Blasenentleerung sind (Abb. 7.1):
- gutartige Prostata- und Blasenhalserkrankungen (Adenomyomatose, Sphinktersklerose),
- Prostatakarzinom (s. Kap. 6.4),
- neurogene Blasendysfunktion,
- Harnröhrenstrikturen,
- angeborene Harnröhrenerkrankungen (Klappen, Stenosen).

7.1 Prostatahypertrophie

Die wichtigste und häufigste Behinderung der Blasenentleerung ist zweifellos die sog. benigne Prostatahypertrophie (BPH), eine gebräuchliche, aber in verschiedener Beziehung inkorrekte Bezeichnung für eine gut-

Abb. 7.1. Ursachen der Behinderung des freien Harnabflusses aus der Blase

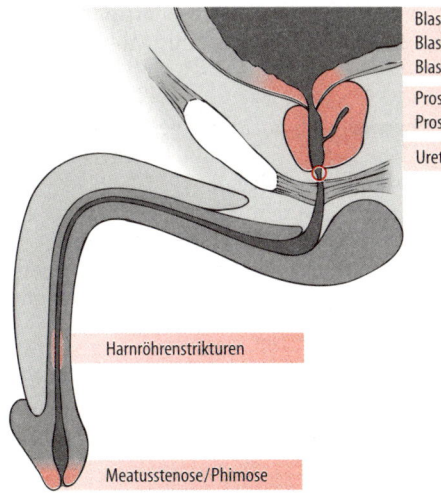

(Blasenhalsstenose, Blasenhals- oder Sphinktersklerose, Blasenhalsbarre, Prostataadenomyomatose, Prostatakarzinom, Urethraklappen, Harnröhrenstrikturen, Meatusstenose/Phimose)

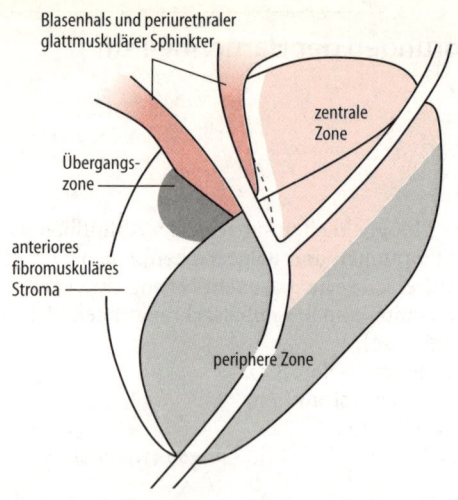

Abb. 7.2. Längsschnitt durch die Prostata in der Ebene des Harnröhrenverlaufs

artige Adenomyofibromatose, die bei praktisch allen Männern über 50 Jahren nachgewiesen werden kann, jedoch nur bei einem kleinen Teil davon behandlungsbedürftige Symptome verursacht.

Anatomie. Die Prostata ist ein fibromuskuläres Drüsenorgan mit dünner Bindegewebskapsel von der Form einer Eßkastanie (Abb. 7.2). Länge: ca. 3 cm, Gewicht: 15–20 g.

Physiologie. Die Prostata entwickelt sich hormonal gesteuert, parallel zur geschlechtlichen Reifung. Die Drüse nimmt in der Pubertät stark an Größe zu. Kastration hat Atrophie zur Folge.

Das Prostatasekret ist zusammen mit dem Samenblasensekret ein wichtiger Bestandteil der Samenflüssigkeit. Es enthält physiologische Ionen, Fruktose, Zitronensäure, Zink, Phosphatasen und eiweißspaltende Enzyme. Diese bewirken die Auflösung der Spermienagglutination und sind mitverantwortlich für Mobiliät der Samenfäden.

Pathologie. Die BPH ist ein gutartiger, aus verschiedenen histologischen Komponenten zusammengesetzter Tumor, eigentlich eine Fibroadenomyomatose. Die Bezeichnung „Prostatahypertrophie" ist deshalb irreführend, aber sehr gebräuchlich.

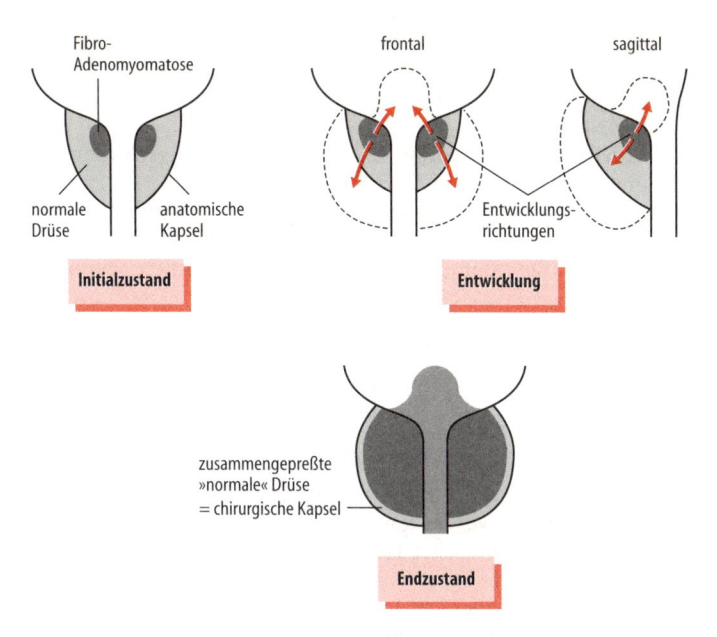

Abb. 7.3. Schema der formalgenetischen Entwicklung der Prostataadenomyomatose

Formalgenese. Ausgangspunkt des Tumorwachstums ist das submuköse Gewebe der sog. Übergangszone am Blasenhals (Abb. 7.2 und 7.3). Bisher wenig geklärte Faktoren induzieren dort – etwa ab Mitte 30 – die Proliferation von Drüsenzellgruppen.

Kausalgenese. Als kausalgenesische Risikofaktoren sind lediglich das Alter und die intakte Androgeninkretion bewiesen. Sowohl Androgene wie auch Östrogene scheinen in der komplizierten, vermutlich mehrstufigen kausalen Genese der BPH eine Rolle zu spielen. Auch altersbedingte Änderungen im Androgen/Östrogen-Verhältnis werden als krankheitsauslösende Faktoren diskutiert.

> Die BPH ist als Geschwulstbildung an sich völlig harmlos. Krankheitsverursachend sind die Rückwirkungen dieser Geschwulst auf die Harnwege und später auf die Nierenfunktion.

Klinik

Wichtige *Symptome* sind:
- Verzögerter Miktionsbeginn, schwacher Strahl, verlängerte Miktionsdauer, Nachträufeln,
- Pollakisurie, Nykturie (durch Herabsetzung der Reizschwelle des Blasenmuskels),
- selten Hämaturie (aus kongestionierten Prostatarandvenen),
- nächtliche Inkontinenz (bei chronischer Harnretention),
- Durst, Gewichtsabnahme (Zeichen einer beginnenden Niereninsuffizienz).

Die „Belästigung" durch die BPH-Symptome wird gerne in einem Symptomen- und Lebensqualitätsindex festgehalten, der die Beurteilung des Verlaufs und der Behandlung erleichtert (Tabelle 7.1).

Untersuchungsbefunde. Abnahme des maximalen Harnflusses (ml/sec), Verlängerung der Miktionsdauer, Auftreten von Restharn, der sonografisch gemessen werden kann. Anhebung des Beckenbodens in der Sonografie. Bei chronischer Harnretention ist bei der Inspektion des Abdomens gelegentlich eine Verwölbung erkennbar und tastbar, die der überdehnten Blase entspricht. In fortgeschrittenen Fällen findet man Stauungszeichen in den oberen Harnwegen (Verbreiterung und Schlängelung der Harnleiter, angelhakenartige Deformation der Uretereinmündung) und in der Blase eventuell Divertikel oder Steine. Später Anstieg des Serumkreatinins.

Rektaler Tastbefund: Deutliche Volumenzunahme der Prostata. Der rektale Tastbefund erlaubt keinen Rückschluß auf das Ausmaß der Abflußbehinderung: eine nur geringfügige Prostatavergrößerung bedeutet nicht, daß lediglich eine geringfügige Abflußbehinderung vorliegt und umgekehrt.

Für die Behandlung ist eine *Stadieneinteilung* nützlich:
- *Stadium I*: Initialstadium (Reizstadium); kompensierte Abflußbehinderung, Restharn wenige ml; keine Behandlungsnotwendigkeit, evtl. Medikamente (Phytotherapie)
- *Stadium II*: Restharnstadium; Restharnwerte zwischen 50 und 150 ml, zunehmende subjektive Beschwerden, Behandlung notwendig. Behandlungsversuch mit Medikamenten (α-Rezeptorenblocker, 5-α-Reduktasehemmer)
- *Stadium III*: Stadium der chronischen Harnretention; der Restharn übersteigt 150–200 ml. Es manifestieren sich Zeichen zunehmender

Tabelle 7.1. Symptomenindex. 0 – 7 leichte Symptome, 8 – 19 mäßige Symptome und 20 – 30 schwere Symptome (nach Proceedings 2nd International Consultation on Benign Prostatic Hyperplasia, 1993)

Symptomindex

Angaben beziehen sich auf die letzten 4 Wochen Bitte ankreuzen	niemals	seltener als in einem von fünf Fällen (<20%)	seltener als in der Hälfte aller Fälle	ungefähr in der Hälfte aller Fälle (ca. 50%)	in mehr als	fast immer
Wie oft hatten Sie das Gefühl, daß Ihre Blase nach dem Wasserlassen nich ganz leer war?	0	1	2	3	4	5
Wie oft mußten Sie innerhalb von 2 Stunden ein zweites Mal Wasser lassen?	0	1	2	3	4	5
Wie oft mußten Sie beim Wasserlassen mehrmals aufhören und wieder neu beginnen (Harnstottern)?	0	1	2	3	4	5
Wie oft hatten Sie Schwierifkeiten, das Wasserlassen hinauszuzögern?	0	1	2	3	4	5
Wie oft hatten Sie einen schwachen strahl beim Wasserlassen?	0	1	2	3	4	5
Wie oft mußten Sie pressen oder sich anstrengen, um mit dem Wasserlassen zu beginnen?	0	1	2	3	4	5
Wie oft sin Sie im Durchschnitt nachts aufgestanden, um Wasser zu lassen Maßgeblich ist der Zeitraum vom Zubettgehen bis zum Aufstehen am Morgen	niemals (0)	einmal (1)	zweimal (2)	dreimal (3)	viermal (4)	fünfmal oder mehr (5)
				Gesamtsymptomenscore S =		

Lebensqualitätsindex

Wie würden Sie sich fühlen, wenn sich Ihre jetzigen Symptome beim Wasserlassen künftig nicht ändern würden?	ausgezeichnet (0)	zufrieden (1)	überwiegend zufrieden (2)	gemischt teils zufrieden teils unzufrieden (3)	überwiegend unzufrieden (4)	unglücklich (5)	sehr schlecht (6)
				Lebensqualitätsindex L =			

7.1 Prostatahypertrophie

Blasenschädigung (Divertikel, Überdehung). Anstieg des Serumkreatinins deutet auf zunehmenden Nierenschaden. Operative Behandlung dringlich.

Eine *akute Harnretention* kann in jedem Stadium der Prostatahypertrophie aufteten.

Therapie

Medikamentöse Behandlung. In den Stadien I und II Beeinflussung der Symptome durch Dekongestion der Prostata, körperliche Betätigung und leichte Laxantien (Phytotherapeutika: dekongestionierende Wirkung).

Neurere Medikamente, die den Abfluß durch Tonussenkung oder Volumenverkleinerung des Adenoms verbessern, sind:
- α-Rezeptorenblocker. Sie senken den muskulären Tonus am Blasenhals und in der Prostata, verbessern den Harnabfluß und mildern die irritativen Symptome.
- 5-α-Reduktasehemmer. Sie reduzieren das Prostatavolumen durch Blockierung der Testosteron → Dihydrotestosteronumwandlung. Langzeitbehandlung notwendig.

Antiandrogene, die ebenfalls eine Volumenreduktion bewirken, kommen wegen ihrer Nebenwirkungen (Potenzverlust) als Dauertherapie nicht in Frage.

Bei inoperablen Patienten und bei akuter Harnverhaltung: Dauerkatheter oder Zystofixableitung.

Operative Behandlung. Methoden der operativen Behandlung sind:
- Transurethrale Prostatektomie (TURP),
- Suparpubisch-transvesikale (oder prävesikale) Prostatektomie (TVP).

Die Operationsmethoden sind, was die Entfernung des Adenoms betrifft, grundsätzlich gleichwertig. Weitaus am häufigsten (in 70–80% der Fälle) erfolgt die Prostatektomie auf transurethralem Wege (Abb. 7.4).

> **!** Es gibt keine „beste" Operationsmethode für alle Patienten mit operationsbedürftiger BPH. Sehr wohl gibt es aber für einen bestimmten Patienten und für eine bestimmte Situation ein optimal geeignetes Verfahren.

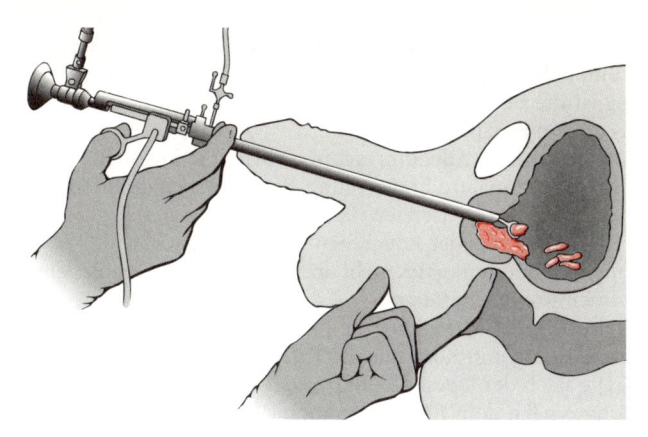

Abb. 7.4. Schematische Darstellung der transurethralen Prostataresektion (TUR-P) (nach Hautmann u. Huland 1997)

Die postoperative Mortaliät der Prostataoperationen liegt heute auch bei breiter Indikationsstellung unter 0,5%. Dabei ist der oft ungünstige Allgemeinzustand alter Patienten, die wenn immer möglich von ihrem Katheter befreit werden möchten, in Rechnung zu stellen.

Die Potentia coeundi bleibt nach transurethraler und auch nach transvesikaler Prostatektomie im Prinzip erhalten. In der Gruppe, die eine ungünstige Beeinflussung der Potenz beklagen (10–20%), finden sich Patienten mit psychischen Auffälligkeiten (erhöhte Ängstlichkeit, depressive Lebenseinstellung) und vor allem auch Patienten, die ungenügend über den Eingriff und seine Auswirkungen informiert wurden.

Unabhängig von der Operationsmethode ist aber die Potentia generandi nach der Prostatektomie in der Regel erloschen, da nach der Entfernung des Adenoms die Ejakulation retrograd in die Blase erfolgt.

Alternativ-instrumentelle Behandlung. Trotz sehr geringer Mortalität darf die Morbidität nach TURP (15–20%) und die Notwendigkeit von Zweiteingriffen (innerhalb von 5 Jahren) nicht bagatellisiert werden.

Diese Fakten sind u.a. Ursache für das zunehmende Interesse an alternativen Behandlungsverfahren. Diese zielen auf eine Verbesserung des Harnflusses unter Vermeidung der Risiken der Prostatektomie und, wenn immer möglich, auch der Anästhesie. In klinischer Prüfung stehen u.a.:
- Inzision des Blasenhalses (mit Hochfrequenz- oder Laserenergie)
- Laserchirurgische Abtragung des Adenomgewebes
- Thermotherapie mit Mikrowellenenergie

BPH in der Praxis. Die Aufgaben des praktischen Arztes bei der Abklärung und Behandlung von BPH Patienten sind vielfältig:
- Wichtig ist die Beurteilung des Rektalbefundes: Handelt es sich allenfalls um ein Karzinom?
- Die Prostatektomie (Adenomresektion) bringt keine Sicherheit im Hinblick auf die spätere Entwicklung eines Prostatakarzinomes, da das Karzinom vom Drüsengewebe ausgeht, von der sog. „chirurgischen Kapsel", die bei der Adenomentfernung zurückbleibt.
- Beratung und Betreuung des nicht operationsbedürftigen Patienten; medikamentöse Behandlung.
- Mitberaten des Patienten über die Prostatektomie und ihre Folgen.
- Nachbehandlung und Kontrolle des Patienten in der postoperativen Phase. Die nach der Operation obligate Leukozyturie verschwindet 2–3 Monate nach dem Eingriff spontan. Antibiotika und Chemotherapie sind deshalb bei der Nachbehandlung des afebrilen Prostatikers selten notwendig. Bei länger anhaltender Pyurie und bei erneutem Auftreten dysurischer Erscheinungen ist eine urologische Kontrolle unumgänglich.
- Betreuung inoperabler Prostatiker mit Dauerkatheter. Katheterwechsel in 3- bis 5wöchigen Abständen; Blasenspülungen und andere Maßnahmen der Blasenhygiene (Instillationen) je nach Befund.

Fallbeispiel

Anamnese. Der 67jährige, mit einer Freundin zusammenlebende Witwer bemerkt seit Jahren eine Abnahme der Kraft des Harnstrahls. Er muß in letzter Zeit nachts 1–2mal aufstehen und kann dabei die Blase nur unbefriedigend entleeren. Tagsüber verspürt er häufig Harndrang, den er oft kaum zurückhalten kann. Die Selbstbehandlung mit verschiedenen Blasentees hat keine Besserung gebracht.

Befunde. Der Symptomenindex beträgt 20, der Lebensqualitätsindex 4. Der Patient ist also erheblich symptomatisch und in seiner Lebensqualität eingeschränkt. Der Allgemeinzustand ist gut, der Urinstatus normal. Serumkreatinin und PSA (3,7 ng/ml) sind normal. Rektal spürt man eine mandarinengroße glatte, gut begrenzte von der Konsistenz her prall elastische Prostata. Bei mehreren Untersuchungen mißt man immer wieder einen Restharn von rund 100 ml. Der Harnfluß ist bei zweimaliger Untersuchung mit einem

Blaseninhalt von etwa 200 ml auf maximal 8 ml pro Sekunde vermindert. Endoskopisch findet sich ein obstruktives, dreilappiges Prostataadenom (Mittellappen!) sowie eine deutliche Balkenzeichnung der Blase.

Diagnose. Obstruktives Prostataadenom, klinisches Stadium II.

Therapie. In einem ausführlichen Aufklärungsgespräch wird dem Patienten die transurethrale Prostataresektion empfohlen. Im Gespräch wird besonders auch auf die Konsequenzen des Eingriffs für das Sexualleben (retrograde Ejakulation, möglicherweise Abnahme der Potenz) eingegangen. Eine medikamentöse Therapie mit Alpha-Blockern oder 4-Alpha-Reduktase-Hemmern scheint in dieser Situation wenig erfolgversprechend. Der Patient ist mit dem Therapievorschlag einverstanden.

Operation. Anläßlich der etwa 1stündigen Operation in Spinalanästhesie werden insgesamt 47 g Gewebe entfernt, das sich histologisch als Prostatadenomyomatose mit Infarkt und Entzündungsherden erweist.

Verlauf. Bei der vereinbarten Kontrolle drei Monate nach der Operation findet man eine restharnfreie Entleerung der Blase mit gutem Harnstrahl und unauffälligem Urinstatus. Die Beschwerden sind völlig verschwunden, und die Lebensqualität hat sich normalisiert. Eine Abnahme der Potenz hat der Patient nicht beobachtet. Er ist mit seinem Zustand zufrieden und fühlt sich geheilt.

7.2 Prostatakarzinom

(s. Kap. 6.4)

7.3 Neurogene Blasenfunktionsstörungen

Physiologie. Die *Blasenfunktion* ist zweiphasig und steht unter willkürlicher Kontrolle. Die Miktionsanamnese (Entleerungsfrequenz und Menge) gibt wichtige diagnostische Hinweise.

In der *Speicherphase* füllt sich die Blase bei nahezu konstantem niedrigem Druck bis zur Kapazitätsgrenze (300–500 ml). Die Füllung führt zum Anstieg der Wandspannung, die von Spannungsrezeptoren registriert wird. Diese „melden" nach Erreichen der Kapazitätsgrenze dem zerebralen Zentrum Harndrang, dem stattgegebenen wird, der aber auch unterdrückt werden kann.

Der Blasenverschluß oder die Kontinenz ist garantiert durch ein Geflecht glattmuskliger Schlingen um den Blasenauslaß und um die hintere Harnröhre sowie durch die muskulären Strukturen des Beckenbodens. Der harnaustreibende Detrusormuskel ist vorwiegend parasympathisch, die den Harn zurückhaltende Verschlußmuskulatur am Blasenauslaß symphatisch innerviert.

Die *Blasenentleerung* ist ein durch das ZNS konditionierter (bewußt ablaufender und beeinflußbarer) Reflexvorgang: Die Detrusorkontraktion führt zur Steigerung des Blaseninnendrucks und zum Tiefertreten des Blasenauslasses, gleichzeitig erschlaffen Verschlußmuskulatur und Beckenbodenmuskulatur, womit die Miktion beginnt.

Pathophysiologie. *Neurogene Entleerungsstörungen* treten auf bei
- Systemerkrankungen: multiple Sklerose, Neurolues, diabetische Neuropathie, Parkinsonismus, Zerebralsklerose;
- Querschnittssyndrom: Trauma, Tumor;
- verschiedene andere Erkrankungen des ZNS: Myelomeningozelen, Diskopathien.

Der Typ der Entleerungsstörung ist verschieden je nach Lage und Ausdehnung der Läsion und je nach Ausmaß des neurologischen Funktionsdefizits.

Typische Beispiele sind die Querschnittsyndrome (Abb. 7.5). Eine supranukleäre Läsion (oberhalb des im Sakralmark gelegenen Miktionszentrums) läßt den Reflexbogen intakt. Es entwickelt sich eine *Reflexblase* mit automatischer Entleerung. Die zentralen, regulierenden Impulse zur Erhaltung des Gleichgewichts zwischen Füllung und Entleerung können sich aber nicht mehr auswirken. Die Folgen sind Restharn und häufige spastische Miktionen.

supranucleäre Läsion
(Reflexblase)

Miktionszentrum S_2 | S_4

infranucleäre Läsion
(autonome Blase)

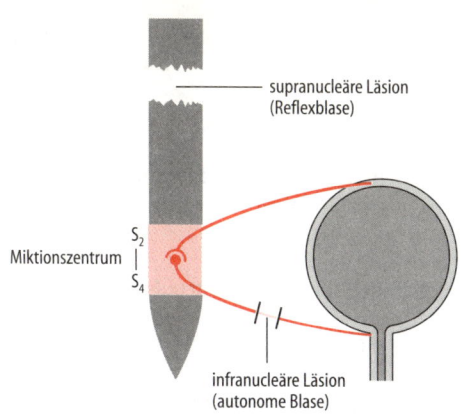

Abb. 7.5. Schema der Baseninnervation und der typischen neurogenen Funktionsstörungen (nach Allgöwer u. Siewert 1992)

Die nukleäre bzw. intranukleäre Läsion betrifft das sakrale Miktionszentrum selbst bzw. die von dort in die Peripherie verlaufenden Nerven. Hier ist der Reflexbogen zerstört, so daß eine reflektorische Miktion nicht mehr möglich ist. Es besteht eine schlaffe, sog. *autonome Blase*, d.h. das Organ ist vollständig abgekoppelt vom Reflexzentrum und von zentralnervösen Einflüssen. Eine Entleerung ist nur durch Bauchpresse oder Katheter möglich.

Diese Form der neurogenen Dysfunktion sieht man z.B. nach Nervenschädigung in der Peripherie im Zusammenhang mit Eingriffen im kleinen Becken (Rektumamputation).

Klinik. Die *Diagnose* des Funktionstyps beruht auf der Beurteilung der neurologischen Ausfälle.

Bei der *Reflexblase* sind Bulbokavernosusreflex und Analreflex (somatisch) erhalten. Der Eiswassertest (autonom) ist positiv (spontane Ausstoßung des Katheters nach Füllung der Blase mit eiskaltem Wasser). Bei der Zystometrie sieht man einen meist raschen Anstieg der Druckkurve und das Auftreten von ungehemmten (reflektorischen) Druckwellen.

Bei der *autonomen Blase* sind sämtliche Reflexe erloschen. Bei der Zystometrie resultiert eine flache Kurve ohne Druckwellen.

Die *Behandlung* strebt ein tolerables Verhältnis zwischen Restharn und Blasenkapazität an. Zur *Beurteilung des Funktionszustandes* dient der Restharn-Kapazitäts-Test: Durch Addition von Restharn und unmittelbar vorher entleertem Harnvolumen erhält man die Kapazität.

Toleriert werden die folgenden Restharnmengen (ausgedrückt in Prozent der Kapazität):
- Reflexblase 25%,
- autonome Blase 10%.

Höhere Restharnwerte bedeuten auf Dauer Gefahr für die oberen Harnwege und Nieren (chronische Rückstauung → zunehmende Nierenschädigung).

Weitere notwendige Untersuchungen zur Beurteilung der Harnwegsfunktion sind:
- Intravenöses Urogramm (Stauung, Steine, Pyelonephritis)
- Zystogramm (Reflux in die oberen Harnwege, Divertikel der Blase)
- Urethro-Zystoskopie (Verhältnisse am Blasenausgang, Konkremente)

Therapie. Durch *Blasentraining* während und nach Abschluß der initialen Dauerkatheter/Zystofixbehandlung wird eine ausgeglichene Blasenfunktion angestrebt:
- ein großes Glas Flüssigkeit jede Stunde;
- regelmäßige Entleerung nach der Uhr, wobei darauf zu achten ist, daß die entleerten Mengen nicht größer sind als die physiologische Blasenkapazität (etwa 250 ml);
- wenn möglich, regelmäßige Kontrolle durch „sauberen" Selbstkatheterismus, im Spital durch Ultraschall.

Medikamente: Bei hypotonem Detrusorfunktionstyp, z.B. Bethanecholchlorid (Myocholin, 4 mal tgl. 25 mg per os); bei spastischem Funktionstyp z.B. Propanthelinbromid (Pro-Banthine, 4 mal tgl. 25 mg per os) oder Emeproniumpromid (Cetripin, 3 mal tgl. 200 mg per os).

Zur Verbesserung der Entleerung durch Relaxation des Blasenhalses (α-Blocker oder Myorelaxanzien), z.B. Terazosin (Hytrin 5–10 mg/tgl. per os) oder Baclofen (Lioresal, 4 mal tgl. 25 mg per os).

Medikamente werden oft schlecht ertragen oder lassen in der Wirkung nach. Die Alternative ist der *saubere* (nicht aseptische) *Selbstkatheterismus* (3–4 mal täglich).

Chirurgie. Bei zusätzlicher Adenomyomatose oder Sphinktersklerose → transurethrale Resektion des Blasenhalses; bei spastischem Beckenboden → transurethrale Inzision oder Resektion des Spincter externus.

7.4 Harnröhrenstrikturen

Das maximale Kaliber der Harnröhre beim Mann beträgt 24–26 Charr., bei der Frau 28–30 Charr.

Harnröhrenstrikturen haben oft eine traumatische Ursache. Nicht selten sind sie Folge iatrogener Verletzungen durch **Katheter** und **Instrumente**.

> **!** Beim Katheterisieren von Bewußtlosen und Narkotisierten ist größte Vorsicht angezeigt. Niemals Kraft anwenden. Bei Schwierigkeiten → perkutane suprapubische Ableitung.

Gonorrhoische Strikturen, die früher häufig waren, sind heute kaum mehr anzutreffen. Unspezifische Entzündungen allein führen äußerst selten zur Ausbildung einer Striktur.

Unbehandelt führen Strikturen zu Harnrückstau (Blasenüberdehnung, Divertikelbildung) und begünstigen damit die Steinentwicklung sowie die Entstehung von Harnwegsinfekten. Sie manifestieren sich durch einen dünnen, gedrehten, oft auch geteilten Strahl sowie durch zunehmende Dysurie.

Verdacht auf eine Harnröhrenstriktur besteht, wenn beim Katheterismus ein elastischer Widerstand auftritt. In solchen Situationen darf niemals Gewalt angewendet werden. Die Vermutungsdiagnose wird vielmehr durch eine vorsichtige Urethrografie gesichert.

Die Behandlung erfolgt durch **Bougierung mit Sonden** von steigendem Kaliber. Charr. 10–22. Manchmal sind sog. „filiforme" Sonden, auf die stärkere Kaliber nach Wahl aufgeschraubt werden notwendig. Wirkung: Dehnung der verengten Harnröhrenabschnitte; Nachteil: starke Wiedervernarbungstendenz.

Eine andere Möglichkeit ist die **innere Urethrotomie unter Sicht**. Instrumentelle Spaltung der Striktur, evtl. über einem Führungskatheter mit einem durch das Instrument vorschiebbaren Messer. Wirkung: glatter Schnitt, geringere Wiedervernarbungstendenz.

Definitive Heilung ist nur von **plastischen Operationen** zu erwarten:
- **Einzeitige Operationen**:
  - Resektion des verengten Abschnitts und Reanastomose der Stümpfe,
  - Erweiterung des verengten Abschnitts duch Implantation rautenförmiger gestielter Hautlappen (sog. Insellappen).

- *Zweizeitige Operationsverfahren* (heute selten angewendet):
  - Freilegung, Spaltung und Marsupialisation des verengten Urethraabschnitts (künstliche Hypospadie),
  - einige Monate später plastischer Verschluß.

7.5 Angeborene Harnröhrenerkrankungen (s. Kap. 9.2)

Übungsfragen

1. Welche Auswirkungen hat die Behinderung der Harnentleerung
   - an der Blase?
   - an den oberen Harnwegen?
   - an der Niere?
2. Nennen Sie drei Symptome, die bei prostatahypertrophiebedingter Entleerungsstörung beobachtet werden!
3. Gibt es medikamentöse Behandlungsmöglichkeiten bei Prostatahypertrophie?
4. In welcher Beziehung steht die anläßlich der Rektaluntersuchung festgestellte Größe der Prostata zum Ausmaß der Behinderung der Harnentleerung?
5. Kann nach der operativen Behandlung eines Prostataadenoms trotzdem später noch ein Prostatakarzinom auftreten?
6. Welches ist die wichtigste Ursache von Harnröhrenstrikturen?
7. Nennen Sie drei Ursachen für neurogene Entleerungsstörungen der Blase!

Lösungen →S. 165

8 Urologische Erkrankungen der Frau

Die besonderen anatomischen und physiologischen Beziehungen zwischen dem unteren Harntrakt und dem Genitale der Frau machen verständlich, daß sich gynäkologische Probleme häufig auch im urologischen Bereich manifestieren (s. auch Kap. 4).

8.1 Infektionen und Reizsyndrome

Das häufigere Auftreten von *Harnwegsinfekten* ist Folge der kurzen, weiblichen Harnröhre und des sie umgebenden weiblichen Perineums mit seiner Keimbesiedlung. Zusätzliche infektfördernde Faktoren sind:
- Besondere Miktionsgewohnheiten (Zurückhalten der Miktion),
- mechanische Irritation beim Geschlechtsverkehr,
- hormonale Umstellung in der Schwangerschaft und
- Östrogenmangel-Atrophie in der Menopause.

Für Diagnostik und Behandlung von Infekten gelten die allgemeinen Richtlinien (s. Kap. 4).

In der *Schwangerschaft* ist die physiologische Dilatation der oberen Harnwege (vor allem rechts) mit verlangsamten Urintransport und zusätzlicher Stauung durch den vergrößerten Uterus gelegentlich Ursache für eine Schwangerschaftpyelonephritis (1–2%), zu deren Therapie sich besonders Breitspektrumpenizilline und Cephalosporine eignen. Bei septischen Zeichen sollte mit der Einlage einer Doppel-J-Schiene nicht gezögert werden. Doppel-J-Schienen sind beidseitig J-förmig gebogene Ureterenkatheter die (mit Hilfe eines Führungsdrahtes) in gestrecktem Zustand eingelegt werden und sich durch ihre beidseitige Krümmung in Nierenbecken und Blase selbst fixieren. Häufiger als akute Schwangerschaftspyelonephritiden sind asymptomatische Bakteriurien (ca. 10%), die keine Antibiotika benötigen.

Auch nach mikrobiologischer Abheilung eines Blaseninfektes kann bei der Frau eine *Reizsymptomatologie* persistieren, für die sich oft keine leicht faßbare Ursache finden läßt.

Man konstatiert die typischen Erscheinungen einer Zystitis, aber ohne Leukozyten und Bakterien (im Katheterurin).

Gelegentlich persistiert das klinische Bild der *„Reizblase"*. Für die Beurteilung ist es dabei wesentlich, ob die Pollakisurie auch nachts weiterbesteht (→organische Ursache). Neben organischen Auslösern – wie z.B. durch Östrogenmangel bedingte Schleimhautatrophie nach der Menopause – dürfen aber bei der „Reizblase" psychosomatische Ursachen nicht außer acht gelassen werden: „Die Blase ist der Spiegel der Seele", wie die Chinesen richtig sagen. Keine Antibiotika! Dafür sich Zeit nehmen für die Aufnahme einer vertieften persönlichen Anmnese (mit Sexualanmnese).

8.2 Interstitielle Zystitis

Das klinische Erscheinungsbild dieser pathophysiologisch völlig ungeklärten Erkrankung entspricht zumindest in der Anfangsphase demjenigen der „Reizblase". Im Vordergrund steht eine oft quälende Pollakisurie (bei Tag und Nacht!) ohne relevanten (bakteriologischen) Urinbefund. Bei der Endoskopie ist die Schleimhaut häufig blaß und bei Dehnung sehr leicht blutend. Gelegentlich sieht man ein Ulkus. Die Blasenkapazität ist verringert, und aus der Pollakisurie wird mit der Zeit eine Dranginkontinenz. Die Prognose ist ungünstig und die konservative Behandlung, z.B. durch Dehnung der Blase in Anästhesie, hilft meist nur vorübergehend. Gelegentlich entwickelt sich eine echte Schrumpfblase, und es muß eine Blasenerweiterungsplastik oder eine Harnumleitung vorgenommen werden.

8.3 Harnröhrenerkrankungen

Nicht allzu selten entwickelt sich bei älteren Frauen an der äußeren Harnröhrenmündung ein *Ektropium der Schleimhaut*, das polypenartige Form annehmen kann (Harnröhrenkarunkel). Diese gutartige Affektion blutet leicht und führt zu Reizerscheinungen. Differentialdiagnostisch muß an ein Urethrakarzinom gedacht werden. Die Behandlung besteht in der chirurgischen Abtragung.

Urethradivertikel (Abb. 8.1) entstehen aus erweiterten paraurethralen Drüsen, die sich während der Miktion zunehmend mit Urin füllen. In solchen Divertikeln entwickeln sich eitrige Entzündungen, und es

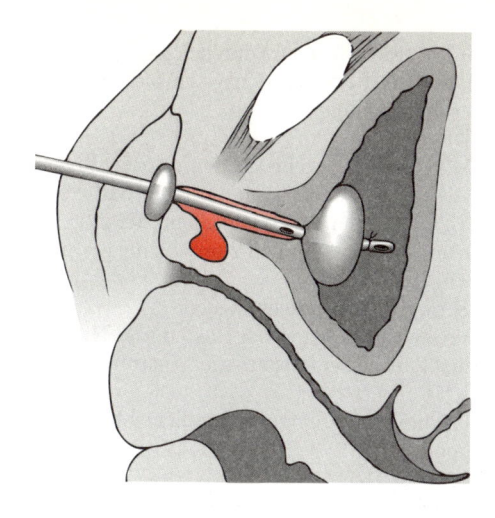

Abb. 8.1. Radiologische Diagnose eines Urethradivertikels mittels Spezialkatheters (nach Hautmann u. Huland 1997)

kann zur Steinbildung kommen. Bei der Palpation der Urethra von der Vagina aus sind die Divertikel u. U. zu tasten. Die Betastung ist oft schmerzhaft und es tritt eitrig-gelbe Flüssigkeit aus der Harnröhrenmündung. Die Behandlung besteht in der Exzision von der vorderen Scheidenwand aus.

8.4 Anstrengungsinkontinenz (Streßinkontinenz)

Unfreiwilliger Harnverlust ist ein Symptom für ätiologisch sehr unterschiedliche Affektionen des Detrusors und des Verschlußapparates der Blase. Letzterer garantiert beim Gesunden die Kontinenz. Wird er durch Blasenerkrankungen überspielt oder ist er selbst geschädigt, so resultiert Inkontinenz. Man unterscheidet:
- Drang- (Urge-) Inkontinenz, z.B. bei schwerer bakterieller Zystitis, interstitieller Zystitis,
- neurogene Inkontinenz, z.B. reflektorische Inkontinenz nach Rückenmarksverletzungen bzw. Erkrankungen oberhalb des Blasenzentrums,
- Überlaufinkontinenz bei chronischer Harnretention in der Blase,
- Inkontinenz bei Fisteln und Mißbildungen (selten). Harnleiterscheiden- und Blasenscheidenfisteln, Epispadie, ektopische Harnleitermündung und

- Anstrengungsinkontinenz (Streßinkontinenz) durch Schädigung des kontinenzerhaltenden Blasenhals-Beckenbodensystems, meist eine Spätfolge schwieriger oder mehrfacher Geburten.

Die *Streßinkontinenz* ist die typische Ursache für den unfreiwilligen Harnverlust den gegen 50% der Frauen in der zweiten Lebenshälfte bei sich – meist allerdings nur in leichter Form – beobachten: Bei plötzlichem intraabdominellem Druckanstieg kommt es zum Abgang geringfügiger bis größerer Urinmengen.

Es werden verschiedene Schweregrade unterschieden:
- Grad I: Tropfenweiser Harnabgang bei Husten und Niesen
- Grad II: Harnverlust bei starker körperlicher Anstrengung (Sport)
- Grad III: Harnverlust bei geringfügiger körperlicher Aktivität (z.B. Treppensteigen)

Behandlungsbedürftigkeit besteht bei 5–10% der Betroffenen. Während in leichteren Fällen durch Beckenbodengymnastik u.U. unterstützt durch elektrische Stimulationsbehandlung zur Stärkung der Beckenbodenmuskulatur eine Besserung erreicht werden kann, sind bei ausgeprägter Symptomatologie operative Maßnahmen notwendig, die alle zum Ziel haben, den urethrovesikalen Übergang anzuheben und fest im Beckenboden zu fixieren.

Vor jeder Behandlung muß mit Sicherheit feststehen, daß eine reine Streßinkontinenz vorliegt. Zur Abgrenzung gegen die Dranginkontinenz ist eine urodynamische Untersuchung (Druckmessung in Blase und Harnröhre bei zunehmender Blasenfüllung) unumgänglich.

> **Fallbeispiel**
>
> **Anamnese.** Eine 50jährige sportliche Hausfrau beklagt sich beim Hausarzt über häufigen Harndrang und unfreiwilligen Urinverlust, besonders beim Sport. Sie hat gehört, daß man mit einer Operation, bei der die erschlafften Bänder wieder gerafft werden, die lästige Harninkontinenz beheben könnte. Im Rahmen des Gesprächs gibt sie an, schon als Schulmädchen „eine schwache Blase" gehabt zu haben. Die Schwangerschaften verliefen normal, die Patientin hat drei gesunde Kinder.

Befund. Die Patientin trägt eine Einlage, die sie einmal täglich wechselt. Der Urin ist unauffällig. Die Blase ist nach der Miktion leer. Beim Pressen erkennt man eine leichte Zystozele.

Differentialdiagnose. Liegt hier eine Stressinkontinenz vor, als deren Ursache man sich durch einen durch drei Geburten geschwächten Beckenboden vorstellen könnte? Was hat es auf sich mit der „schwachen Blase" im Schulalter? Der unfreiwillige Urinverlust erfolgt offenbar nur bei größerer Anstrengung, und die abgehende Urinmenge scheint recht gering (Grad I).

Weiteres diagnostische Vorgehen. Zur Abklärung des Inkontinenztyps wird der Patientin eine Zysto-Urethro-Manomentrie empfohlen: bei langsamer kontinuierlicher Füllung der Blase wird der in der Blase herrschende Druck registriert. Dabei werden mehrfach kurze Druckspitzen erkennbar, die unwillkürlichen Detrusorkontraktionen entsprechen. Die Blasenkapazität ist mit 250 ml relativ niedrig und die anschließende Urethradruckmessung zeigt eine Kontinenzzone an der unteren Normgrenze.

Diagnose. Eine reine Stressinkontinenz kann ausgeschlossen werden. Vermutlich handelt es sich um eine gemischte Inkontinenz mit Stress- und Drangkomponente.

Indikationsstellung und Behandlung. Größte Zurückhaltung mit einer Suspensionsoperation. Versuch mit Beckenbodentraining unterstützt durch Spasmolytika. Reevaluation in einem halben Jahr.

8.5 Fistelbildungen

Im Zusammenhang mit gynäkologischen und geburtshilflichen Eingriffen bzw. nach Bestrahlung weiblicher Genitaltumoren kann es zu Fistelbildungen und/oder Stenosierungen im Bereich des distalen Harnleiters kommen. Meist führt der Fistelgang ins Scheidengewölbe.

Bei Blasenscheidenfisteln nach Blasenläsionen im Zusammenhang mit einer Hysterektomie, besteht eine mehr oder weniger große Kommunikation zwischen Blase und Scheide. Mit einer Spontanheilung ist in beiden Fällen nicht zu rechnen.

Ureterscheidenfisteln werden durch Neueinpflanzung des Harnleiters in die Blase behoben, während Blasenscheidenfisteln je nach Größe entweder vaginal (kleine Fisteln) oder aber abdominal-transvesikal verschlossen werden.

8.6 Sexualpathologie mit urologischen Bezügen

Der Urologe ist nicht Frauenarzt und überläßt die mannigfachen vor allem auch hormonal verursachten Probleme dieses Bereichs grundsätzlich dem Gynäkologen.

Er muß aber die wichtigsten Aspekte der weiblichen Sexualpathologie kennen weil die Betroffenen nicht selten urologische Symptome äußern, denen zum Teil eine urologische Organpathologie zugrundeliegen kann (Urethratumoren, Urethradivertikel, Harnwegsinfekte u.a.).

Findet sich keine organische Ursache für die Dyspareunie so lohnt sich die Zeitinvestition für die Aufnahme einer Sexualanamnese. Häufig bringt sie den Schlüssel zur Erklärung der Beschwerden und ist Grundlage für therapeutische Entscheidungen.

Die wichtigsten Störungen der Sexualfunktion der Frau sind:
- *Libidodysfunktion* (Abnahme, Verlust, bis zum Ekel vor sexuellen Kontakten): Nach Ausschluß von organischen (vor allem Stoffwechselkrankheiten), medikamentösen (Sedativa, Antihypertensiva) und offensichtlich psychischen Ursachen (Depressionen) bleibt ein weites Feld von psychologischen, aus der Erziehung erklärbaren oder partnerbezogenen Problemen.
- *Orgasmusdysfunktion*: Fehlendem oder seltenem Orgasmus liegt meist ein sexualtherapeutisch behandelbares (Koordinations-) Problem der Partner zugrunde. Orgasmen eignen sich nicht als Leistungsausweis, schon eher als Verkaufsargument für gewisse Presseprodukte.
- *Dyspareunie* (Algopareunie): Als schmerzhafte Empfindung während/nach GV hat sie oft eine lokale organische (gynäkologische oder urologische) Ursache, kann aber durchaus Ausdruck psychischer meist partnerschaftlicher Probleme sein und sich bis zum Vaginismus – der Unmöglichkeit zur Imissio penis – steigern. Beurteilung und Behandlung sind die Domäne des Sexualtherapeuten.

Mehr über die funktionelle Sexualpathologie der Frau bei Simone de Beauvoir „Das andere Geschlecht" (Roro Sachbuch 6621). Für jeden Arzt von Interesse.

Übungsfragen

1. Welche Ursachen sind für das häufige Auftreten von Harnwegsinfekten bei der Frau mitverantwortlich? Nennen Sie drei!
2. Welche differentialdiagnostischen Möglichkeiten erwägen Sie bei einer Frau mit andauernder „Reizsymptomatologie"?
3. Was versteht man unter „Streßinkontinenz" (Anstrengungsinkontinenz) und was sind die Ursachen?
4. Wie kann man „Streßinkontinenz" und „Urgeinkontinenz" (Dranginkontinenz) zuverlässig unterscheiden?
5. Was sind die spezifischen Mitursachen einer sogenannten Schwangerschaftspyelonephritis?

Lösungen → S. 165

9 Urologische Erkrankungen im Kindesalter

9.1 Allgemeine Diagnostik

Die rezidivierende Pyurie beim Kind ist häufig Symptom einer angeborenen Mißbildung der Harnwege (Abb. 9.1, s. auch Kap. 3). Deshalb ist Zögern mit der bildgebenden Diagnostik nicht am Platz; vor allem mit der *Ultraschalluntersuchung* und der *Urographie*. Damit lassen sich die Anomalien der oberen Harnwege und der Blase erkennen und beurteilen. Bei Refluxverdacht ist eine *Miktionszystourethrographie* indiziert und bei Blasenabflußstörungen die *Urethrozystoskopie*. Basis der Diagnostik sind die einschlägigen Urin- und Blutuntersuchungen. Die Nierenfunktion kann vergleichend mit dem Isotopen-Nephrogramm beurteilt werden. Eine Systematik der Nieren- und Harnleiterfehlbildungen findet sich in Kapitel 3.

9.2 Angeborene Abflußbehinderungen

Abflußbehinderung aus der Niere

Extrinsisch durch Gefäße oder Bindegewebsstränge. Intrinsisch durch Stenose des Ureters am Abgang aus dem Nierenbecken. Die Folge ist eine Ausweitung des Nierenbeckens, eine sog. **Hydronephrose**. Die Behandlung zielt auf Normalisierung der Abflußverhältnisse durch Behebung der von außen wirkenden Abflußbehinderung oder durch Resektion des verengten Ureterabschnittes und Neueinpflanzung des Harnleiters ins verkleinerte Nierenbecken.

Abflußbehinderung im terminalen Ureter

Mechanisch durch intramurale Fibrose der Uretermuskulatur (angeboren? entzündlich?). Funktionell (?)beim sogenannten *primären Megaureter* (Innervationsstörung (?) der terminalen Uretermuskulatur), oft kombiniert mit Reflux. Es kommt dadurch zur Erweiterung und Ver-

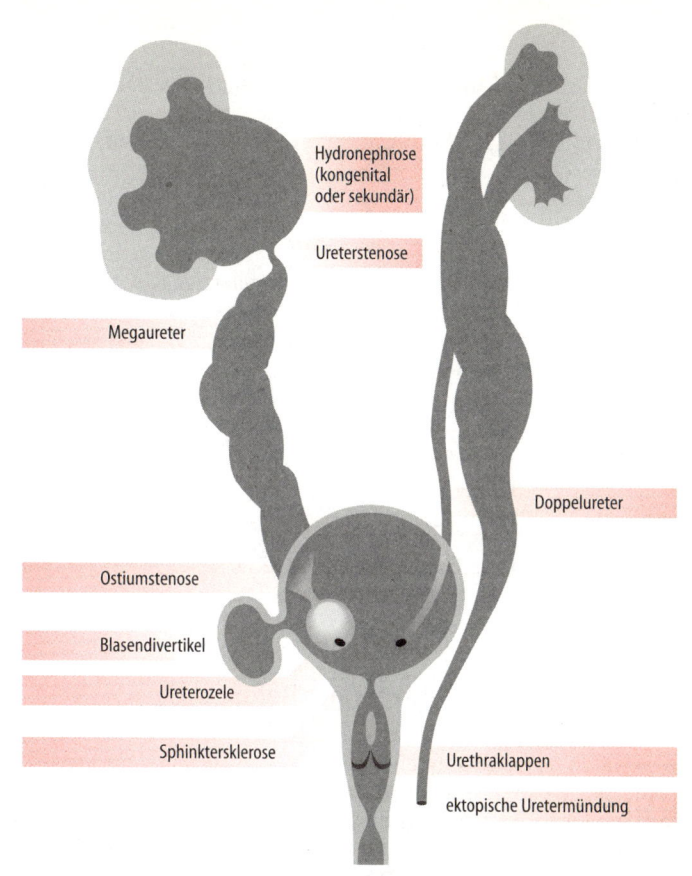

Abb. 9.1. Wichtige Anomalien in der Übersicht (nach Allgöwer u. Siewert 1992)

längerung des Harnleiters mit Transportinsuffizienz. Die Behandlung besteht in der Ausschaltung des afunktionellen Uretersegments, evtl. kombiniert mit einer plastischen Kaliberverengerung und einer Antireflux-Ureterozystoneostomie.

Abflußbehinderung in der Blase

Durch *Ureterozele* (ballonartige Aufblähung des Ostiumbereichs ins Blasenlumen), häufig kombiniert mit Ureter duplex, wobei die Ureterozele in der Regel zum Ureter gehört, der den oberen Nierenabschnitt

9.2 Angeborene Abflußbehinderungen | 113

ableitet.
Therapie. Elektrochirurgische Schlitzung, in schweren Fällen Resektion der Ureterozele. Gelegentlich muß auch der zugehörige (erweiterte) Harnleiter mit dem (pyelonephritisch-atrophischen) oberen Nierenpol reseziert werden.

Abflußbehinderung in der Harnröhre

Proximale *Urethraklappen beim Knaben*. Segelartige Klappen im Kollikulusbereich. Ureteroskopisch oft nicht leicht erkennbar, können als schweres Abflußhindernis wirken → Balkenblase, Deformation, Divertikelbildung, vesiko-ureteraler Reflux.

Therapie. Endoskopische Resektion der Klappen und wenn nötig Korrekturoperationen an der Blase.

Distale Urethrastenose beim Mädchen

Sehr selten (Normales Urethrakaliber in Charrière: 10+Alter). Beim Knaben bei hypospader Urethramündung Stenose möglich.

9.3 Primärer vesiko-ureteraler Reflux

Aufgrund eines insuffizienten Ventilverschlusses an der Uretermündung (s. auch Kap. 3.4). Angeboren, ist er oft Ausdruck einer unvollständigen Ausdifferenzierung dieser Strukturen. Kongenitaler Reflux (ohne zusätzliche Ureteranomalie) heilt deshalb in der Mehrzahl der Fälle (bei Infekten unter konsequenter Dauertherapie) spontan innerhalb des ersten bis zweiten Lebensjahres.

Die Diagnose erfolgt mit der Miktionszystographie → verschiedene Schweregrade (s. Abb. 3.5).

Therapie. Grad I–II konservativ, Grad III–V operativ (extra- oder intravesikale Antirefluxplastik).

Prognose. In leichteren Fällen günstig (ca. 90% Heilungen). Bereits ausgebildete refluxbedingte Nierenveränderungen bilden sich nicht zurück.

9.4 Blasenekstrophie, Epi- und Hypospadie

Die *Blasenekstrophie* ist eine sehr seltene schwerwiegende Fehlbildung von Blase und Urethra zufolge embryonaler Fehlentwicklung im Kloakenbereich: die Blase liegt als Platte auf der Bauchwand und die Harnröhre ist dorsal offen. Die Symphyse klafft.

Behandlung: Es wird eine primäre Rekonstruktion von Blase und Genitale angestrebt. Die Behandlung stellt höchste Ansprüche an ein interdisziplinäres Behandlungsteam. Oft bleiben Inkontinenz und vesiko-ureteraler Reflux zurück. Nicht selten ist deshalb später doch noch eine Harnumleitung notwendig.

Bei geringgradiger Fehlbildung der Kloakenmembran ist die Blase zwar geschlossen, die Harnröhre aber dorsal mehr oder weniger ausgedehnt gespalten. Es resultiert eine *Epispadia* pubis, penis oder im besten Fall glandis.

Behandlung: plastischer Verschluß.

Der *Hypospadie*, einer vergleichsweise häufigeren Urethrafehlbildung (0,5% der neugeborenen Knaben) liegt eine Verschlußstörung unterschiedlichen Grades der Urethralrinne zugrunde (Abb. 9.2). Anstelle der distalwärts fehlenden Urethra findet sich ein bindegewebiger Strang (Chorda), der zu einer ventralen Krümmung des Penis führt. Das Präputium ist ventral gespalten (dorsale Vorhautschürze).

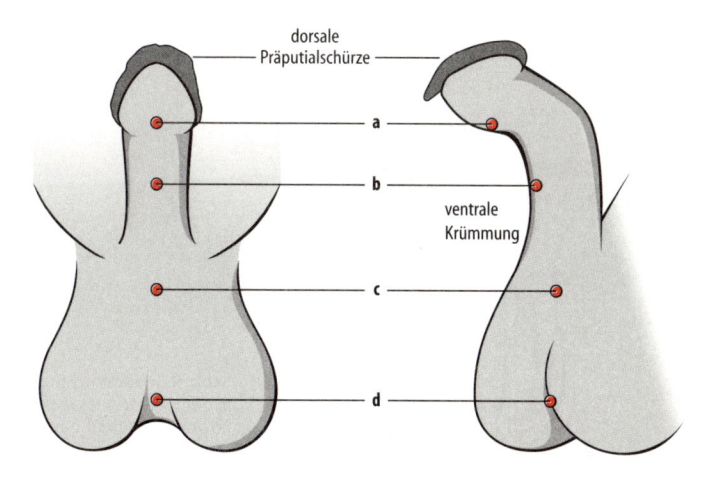

Abb. 9.2. Hypospadie. *a* Hypospadie glandis, *b* Hypospadie penis, *c* Hypospadie scrotalis, *d* Hypospadia perinealis

Behandlung: Mit verschiedenen plastisch-chirurgischen Verfahren wird die Harnröhre rekonstruiert. Angestrebt wird die Verlagerung der Urethralmündung an die Spitze der Glans.

9.5 Kryptorchismus

Angeborene Deszensusstörung eines oder beider Hoden. Ursache: Dysfunktion im Bereich der Hypothalamus-Hypophysen-Gonaden-Achse. Häufigkeit: 3–5% bei Geburt, am Ende des ersten Lebensjahres noch ca. 1%. Davon 85% unilateral, inguinal-präskrotal (Abb. 9.3). Eigentliche Ektopien außerhalb der Deszensusbahn findet sich in weniger als 10%. *Pendelhoden* sind eine Normvariante und benötigen keine Therapie. Beim *Kryptorchismus* ist der Hoden nicht tastbar (Bauchhoden oder Aplasie). Bauchhoden haben ein stark erhöhtes Risiko für eine spätere maligne Entartung. Der nicht oder zu spät behandelte Deszensus hat häufig eine Fertilitätsstörung zur Folge.

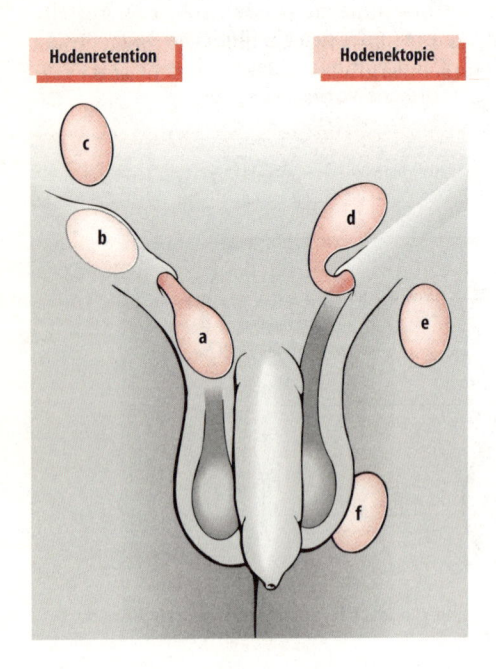

Abb. 9.3. Hodendystopie; *Hodenretentionen*: *a* präskrotal, *b* inguinal, *c* abdominell. *Hodenektopien*: *d* superfaszial-inguinal, *e* und *f* femoral (nach Thüroff 1992)

Therapie. Nicht vor Ablauf des ersten Lebensjahres. Primär operativ nur bei Begleithernie und bei Ektopie: Funicolyse und Orchidopexie. Alle anderen Fälle: zuerst hormonaler Therapieversuch mit HCG oder LHRH, wenn ohne Erfolg evtl. kombiniert. Bleibt auch dann der Erfolg aus → Operation. Die Behandlung sollte bis zum Ende des zweiten Lebensjahres abgeschlossen sein.

9.6 Phimose

Beim Neugeborenen und Säugling besteht physiologisch eine Verklebung des inneren Vorhautblattes mit der Glans. Diese löst sich gegen den dritten Geburtstag spontan. Dehnungsmaßnahmen sind unnötig und können durch konsekutive Narbenbildung gegenteiligen Effekt haben.

Therapie. Plastische Erweiterung oder Zirkumzision sind nur ausnahmsweise notwendig (Harnverhaltung, massive Balanitiden).

Beim Zurückgleiten der (zu engen) Vorhaut in den Sulcus coronarius kann sich ein schmerzhafter Schnürring mit Ödem entwickeln (*Paraphimose*), der (notfallmäßig) chirurgisch gespalten werden muß.

9.7 Torsion des Hodens und seiner Anhangsgebilde

Die Hodentorsion (Abb. 9.4) ist für über 90% der plötzlich auftretenden einseitigen schmerzhaften Skrotalschwellungen des Heranwachsenden verantwortlich und muß innerhalb der 6-Stundengrenze operiert werden. Der betroffene Hoden wird detorquiert und fixiert. Aus prophy-

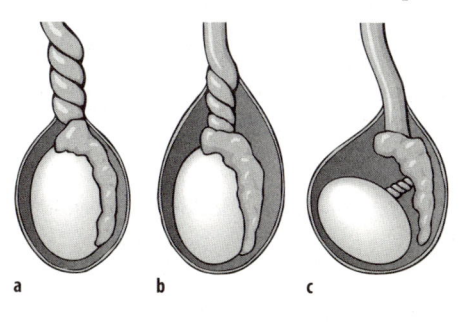

Abb. 9.4 a-c. Formen der Hodentorsion: **a** extravaginal, **b** intravaginal, **c** mesorchial (nach Thüroff)

a   b   c

laktischen Gründen wird auch der Gegenhoden fixiert. *Cave*: Keine Zeit für Diagnostik und Therapie opfern. Alle Verdachtsfälle sofort einweisen.

> **!** Die Differentialdiagnose des „akuten Skrotums" erfolgt am freigelegten Hoden.

> **Fallbeispiel**
>
> **Anamnese.** Ein 16jähriger Schüler auf einer Fahrradtour wird frühmorgens von plötzlich aufgetretenen massiven Schmerzen im rechten Hoden geweckt. Der zurate gezogene Arzt konstatiert einen leichten Hochstand des geschwollenen und beim Anheben sehr schmerzhaften Hodens. Das Skrotum ist gerötet. Der Urinstatus ist normal.
>
> **Überlegungen des Notfallarztes.** Am wahrscheinlichsten ist eine Hodentorsion. Gegen eine Entzündung sprechen der normale Urinstatus und das plötzliche Auftreten der Symptome. Er entscheidet deshalb, den Patienten sofort (drei Stunden nach Beginn der Schmerzattacke) in ein Spital einzuweisen.
>
> **Therapie.** Die sofortige Revision des rechten Hodens in Narkose und innerhalb der Sechs-Stunden-Grenze bestätigt die Vermutungsdiagnose. Der Hoden ist dunkelblau-rot verfärbt und innerhalb der Hodenhüllen um 270° verdreht. Die Lösung der Torsion führt zur raschen Besserung des Befundes. Die Durchblutung normalisiert sich. Es erfolgt nun eine Orchidopexie, die ein Rezidiv verhüten wird.
>
> Da in solchen Fällen das Gubernaculum testis vielfach auch auf der Gegenseite ungenügend ausgebildet ist, erfolgt in gleicher Sitzung auch eine prophylaktische Orchidopexie auf der Gegenseite.
>
> **Verlauf.** Komplikationslose Heilung, keine Kontrollen notwendig.

9.8 Tumoren des Urogenitalsystems

Sind bei Kindern selten. Am häufigstem ist der **Wilms-Tumor** (ein maligner Mischtumor der Niere mit mesenchymalen und epithelialen Anteilen). Er manifestiert sich häufig als einseitige abdominale Schwellung oder mit allgemeinen Symptomen (Gewichtsabnahme, allgemeine Krankheitserscheinungen).
Der Wilms-Tumor und seine Metastasen sind sehr strahlensensibel und sprechen gut auf zystostatische Chemotherapie an. Die Behandlung richtet sich nach dem Stadium und ist in der Regel kombiniert chirurgisch-strahlentherapeutisch-zytostatisch. In der Mehrzahl der Fälle (mehr als 80%) ist heute eine Heilung möglich.

Weitere, seltene bis sehr seltene maligne Tumoren im Kindesalter sind das retroperitoneale (Katecholamin produzierende) **Neuroblastom, Sarkome von Blase und Prostata** (alle mit ungünstiger Prognose) sowie **Hodentumoren**.

9.9 Enuresis (Nocturna)

Unter Enuresis versteht man tagsüber und nachts auftretender portionenweiser unkontrollierter Harnabgang. Bis zum Abschluß des dritten (evtl. vierten) Lebensjahres physiologisch. Bei älteren Kindern meist als Enuresis nocturna (mit tagsüber unauffälliger Miktionsanamnese) Ausdruck einer psychosozialen Störung, die kinderpsychiatrischer Behandlung bedarf.

In Zweifelsfällen müssen zuvor mögliche organische Ursachen ausgeschlossen werden (ektopische Uretermündung, Entzündungen, Entleerungsstörungen der Blase, neurologische Defekte).

Übungsfragen

1. Was ziehen Sie ursächlich in Erwägung, wenn Sie ein zweijähriges Mädchen wiederholt wegen Harnwegsinfekten behandeln müssen?
2. Wenn bei diesem Mädchen ein vesikoureteraler Reflux (Grad 2) als Ursache für die rezidivierenden Harnwegsinfekte nachgewiesen wurde, halten Sie eine Spontanheilung für möglich?
3. Nennen Sie vier Fehlbildungen im Nieren-, Ureter- und Blasenbereich!

4. Ein kleiner Patient von Ihnen hat eine Hypospadia penis. Bis wann, raten Sie den Eltern, sollte diese Fehlbildung spätestens korrigiert sein?
5. Was verstehen Sie unter einem Pendelhoden? Therapie?
6. Wie heißt der typische Nierentumor des Kindesalters und wie ist seine Prognose?

Lösungen → S. 166

10 Verletzungen der Urogenitalorgane

Verletzungen der Urogenitalorgane sind oft ein Teilaspekt von abdominalen Traumen (Nierenverletzten, Blasenruptur), von Beckenfrakturen (Harnröhrenverletzungen) und seltener von Thoraxtraumen (Nierenverletzungen). Rund 5% der Mehrfachverletzungen haben eine ins Gewicht fallende Mitverletzung im Bereich des Urogenitalapparates.

10.1 Klinik der Urogenitalverletzungen

Die wichtigsten *Symptome* der Urogenitalverletzungen sind Schmerz, Hämaturie und Anurie.

Schmerz

Bei Nierenverletzungen → Lumbalschmerz durch subkapsulares oder perirenales Hämatom, selten Ureterkoliken durch Blutgerinsel.
Bei Blasenverletzungen → Tenesmen (krampfartiger Harndrang) durch abflußbehindernde Koagula in der Blase.

Hämaturie

Die Hämaturie ist meist eine Makrohämaturie, seltener eine Mikrohämaturie (Nierenkontusion). Eine Urethrablutung spricht für Harnröhrenverletzung außerhalb des Verschlußapparates.
Kontinuierlicher Austritt von blutigem Urin aus einer Hautwunde (bei penetrierender Verletzung) spricht für Nieren- oder Blasenmitverletzung.
Nachweis: Kreatininbestimmung in der Wundabsonderung.

Anurie

Die Anurie kann einen Blutungsschock zur Ursache haben. Bei Blasenruptur besteht eine blutige „Anurie", d.h. ein Miktionsversuch ergibt lediglich einige Tropfen blutiger Flüssigkeit. Bei vollständigem Abriß der Urethra entleert sich trotz miktionsbedingter Erleichterung kein Urin nach außen.

Untersuchung. Die allgemeine Untersuchung interessiert sich für Schocksymptome (Hypotonie, Anstieg der Pulsfrequenz, Zeichen der Kreislaufzentralisation) und lokale Erscheinungen (Hämatome, Prellungen, Flankentumor) sowie für den Urinstatus (Hämaturie).

> **!** Bei Verdacht auf Harnröhrenverletzung darf nicht katheterisiert werden.

Eine zentrale Stellung bei der Beurteilung von Urogenitalverletzungen in der akuten Phase haben heute die *Ultraschalluntersuchung* und die *Computertomographie*.

Sie orientieren über den Zustand der Nieren (Rupturen) und zeigen intra- und extraperitoneale Flüssigkeitsansammlungen. Wichtig ist immer noch die *intravenöse Urografie*. Das Kontrastmittel kann sofort, nachdem ein venöser Zugang angelegt ist, infundiert werden. Bereits die orientierende Abdomenleeraufnahme ergibt Hinweise auf eine mögliche Mitbeteiligung der Niere. Weitere Fragen beantworten die Kontrastaufnahmen: Sind beide Nieren vorhanden? Extravasate?

Die *Nierenangiografie* als digitale Subtraktionsangiografie hat eigentlich nur noch eine Bedeutung bei gestörter Nierendurchblutung (Thrombose?). Die *Endoskopie* mit retrograder Darstellung ist sehr selten indiziert (Ureterabriß?). Bei Verdacht auf Harnröhrenverletzung ist das *retrograde Urethrogramm* die Untersuchungsmethode der Wahl, bei Verdacht auf Blasenruptur kann eine *Zystographie* indiziert sein.

10.2 Nierenverletzungen

Die Nieren sind bei 1–2% aller Unfallverletzten mitbeteiligt. Rund 25% der Nierenverletzten sind Jugendliche. 90–95% der Verletzungen erfolgen stumpf (Kontusionen).

Penetrierende Verletzungen sind selten und müssen raschmöglichst revidiert werden. Erst durch die Freilegung wird das volle Ausmaß und die etwaige Mitbeteiligung anderer Organe (Darm, Pankreas, Milz, Leber) überhaupt beurteilbar. Die Operationstaktik ist organerhaltend.

Beim häufigen stumpfen Trauma können Parenchymschäden verschiedener Schwergrade resultieren: unbedeutende Kontusionen bis lebensbedrohliche Organrupturen (Abb. 10.1). Rund 20% der Verletzungen müssen operiert werden. Auch hier ist die Operationstaktik or-

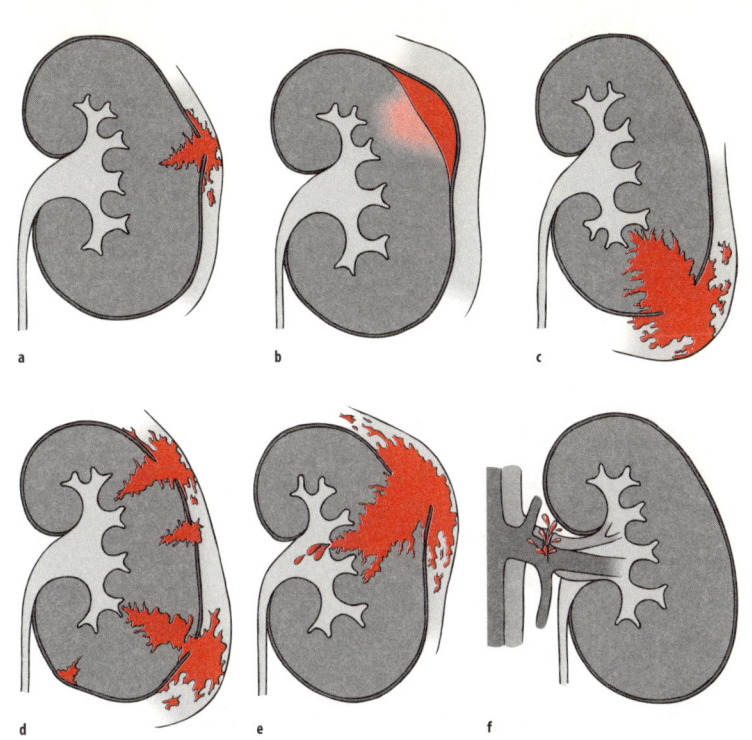

Abb. 10.1 a–f. Einteilung des Nierentraumas; **a** kleiner Parenchymeinriß, **b** subkapsuläres Hämatom, **c** einzelne, **d** multiple, große Parenchymverletzungen, **e** Beteiligung des Hohlraumsystems **f** Nierenstielverletzung (nach Hautmann u. Huland 1997)

ganerhaltend. Nephrektomien lassen sich aber nicht immer vermeiden. Bei Kreislaufstabilität ist die Operationsindikation relativ.

10.3 Harnleiterverletzungen

Harnleiterverletzungen im Zusammenhang mit einem stumpfen Abdominaltrauma sind eine Rarität. Nicht selten haben sie eine iatrogene Ursache (Eingriffe im kleinen Becken).

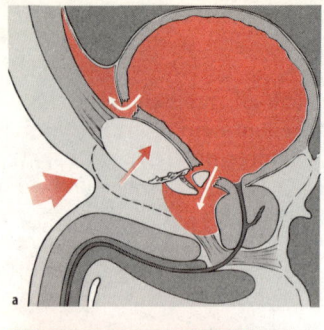

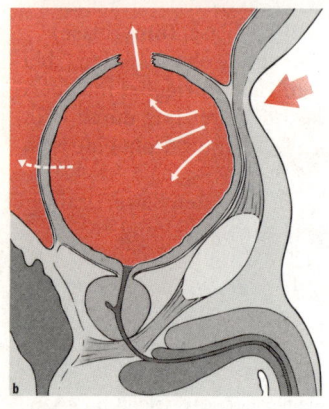

Abb. 10.2 a Extraperintoneale Blasenverletzung bei Beckenringfraktur (schematisch), **b** intraperineale Blasenverletzung, ebenfalls bei Beckenfraktur (schematisch von der Seite) (nach Hautmann u. Huland 1997)

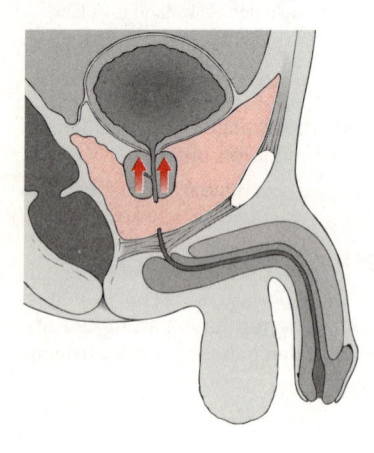

Abb. 10.3. Urethraruptur bei Beckentrauma. In typischer Weise erfolgt die Ruptur im Sinne einer Abscherung, proximal vom Diaphragma urogenitale. Es bildet sich ein großes Hämatom, das die Prostata kranialwärts verdrängt

10.4 Harnblasenverletzungen

Harnblasenverletzungen sind dagegen nicht all zu selten bei Beckentrauma. Ein Schlag auf die gefüllte Blase kann zur Ruptur führen. Andererseits kann die Blase bei Beckenfrakturen durch Knochensplitter verletzt werden (in 5–10%) und schließlich natürlich auch durch ein penetrierendes Trauma (z.B. Stich).

Meist liegen relativ schwere Zerreißungen vor: die gefüllte Blase „explodiert" bei abrupter Drucksteigerung. Die Ruptur kann extra- oder intraperitoneal liegen: Im Zusammenhang mit Beckenfrakturen sind 80% der Rupturen extraperitoneal. Verständlicherweise treten sie besonders leicht bei vorgeschädigter Blase auf (Retentionsblase, Tumorblase).

Hauptsymptom der Blasenruptur ist Harndrang ohne Miktion („blutige Anurie"). Bei leichteren Verletzungen Hämaturie. Bei intraperitonealer Ruptur oft Schulterschmerz (Peritonealreizung durch Urin) später Perinonitiszeichen. Bei extraperinealer Ruptur droht eine Urinphlegmone (Abb. 10.2).

Die Behandlung besteht im Verschluß der verletzten Blase, Drainage des pervesikalen Rahmens und zuverlässiger Urinableitung.

10.5 Harnröhrenverletzungen

Bei den Harnröhrenverletzungen muß unterschieden werden zwischen

- Einriß oder vollständiger Durchtrennung,
- im Diaphragma urogenitale (häufig bei Beckentrauma) oder weiter distal gelegener Ruptur,
- einfacher oder kombinierter Verletzung (Mitbeteiligung von Beckenskelett und/oder Genitale).

Harnröhrenverletzungen äußern sich durch Blutaustritt aus der Urethra, gegebenenfalls durch eine für den Patienten erleichternde Miktion ohne Urinaustritt.

Ist die Urethra im Beckenboden durchtrennt, so werden Blase und Prostata durch das Hämatom kranialwärts verlagert, was bei der rektalen Palpation getastet werden kann: Die Prostata ist „beweglich" geworden. Im retrograden Urethrogramm zeigt das Kontrastmittelbild Lage und Ausmaß der Verletzung (Abb. 10.3).

Therapie. Die Behandlung sorgt vorerst für eine sichere suprapubische

Urinableitung durch Punktionsdrainage (Zystofix). Bei geringfügigen Einrissen genügt die vorübergehende Harnumleitung. Bei schweren Verletzungen (z.B. im Beckenboden) richtet sich das Vorgehen nach der Situation (Nebenverletzungen, Allgemeinzustand): Möglich ist eine primäre chirurgische Versorgung, in der Regel Adaptation der Stümpfe über einem Katheter oder aber auch der völlige Verzicht auf primäre Versorgung und später Operation der Narbenstriktur.

Spätkomplikationen: Strikturen (Harnröhrenplastik, Bougierung, Sichturethrotomie) und Impotentia coeundi bei Mitverletzung des N. pudendus und seiner Ausläufer sowie bei Gefäßverletzungen.

10.6 Verletzungen des Genitale

Offene und stumpfe *Penisverletzungen* sind selten. Als offene Verletzung sieht man im Zusammenhang mit Unfällen gelegentlich ein Décollement der Penishaut (Schindung). Stumpfe Traumen führen zu Hämatomen. Eine typische Kohabitationsverletzung ist die Penisfraktur. Ihre Entstehung ist in aller Regel von einem Frakturgeräusch begleitet, und es entwickelt sich rasch ein massives Hämatom. Die Abknickung ist unschwer erkennbar und muß operativ versorgt werden (Naht der Tunica albuginea).

Verletzungen des *Scrotums* und des *Scrotalinhaltes* sind vorwiegend Folge direkter Gewalteinwirkung (Fußtritt, Ballwurf usw.). Bei den offenen Verletzungen kommt es häufig zur Ablederung der Haut, wodurch die Hoden freigelegt werden. Stumpfe Traumen können zu massiven Hämatomen Anlaß geben. Die Behandlung besteht in Ruhigstellung und Kälteapplikation, allenfalls Ausräumung einer Hämatozele. Bei offenen Verletzungen wird nach den Prinzipien der Wundversorgung vorgegangen. Verletzte Hoden werden wenn möglich erhalten.

Übungsfragen

1. Was interessiert Sie am Urinstatus eines Unfallverletzten?
2. An was denken Sie, wenn ein Patient mit Schambeinfraktur Harndrang verspürt und nicht urinieren kann?
3. Bei Verdacht auf Urethraabriß ist eine diagnostische Maßnahme kontraindiziert. Welche? Hingegen kann Ihnen unter Umständen die Rektaluntersuchung weiterhelfen. Warum?

Lösungen → S. 166

11 Urologische Therapie

11.1 Nephrektomie

Hauptindikation zur Entfernung einer Niere sind *Tumoren des Nierenparenchyms* (Nierenzellkarzinome), *Urotheltumoren des Nierenbeckens*, *infizierte Steinnieren* und Hydronephrosen. Teilresektionen sind nur bei kleinen, im Polbereich gelegenen Geschwülsten sinnvoll, müssen aber selbstverständlich bei Tumoren in Einzelnieren versucht werden (Abb. 11.1).

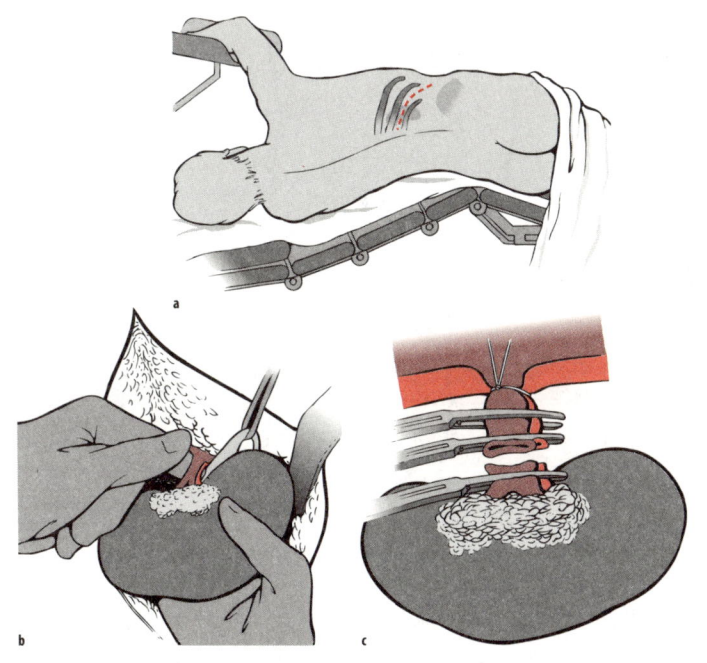

Abb. 11.1 a-c. Nephrektomie-Technik: **a** Lagerung, **b** stumpfe Freipräparation der Nierenstielgefäße, **c** Ligatur und Durchtrennung der Gefäße nach Anlegen von Stielklemmen (nach Altwein u. Rübben 1993)

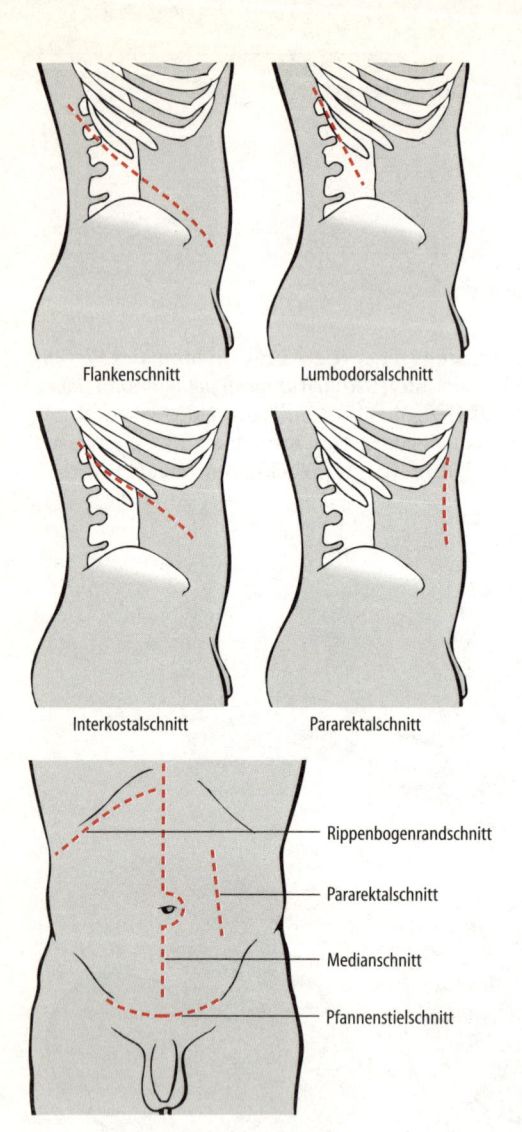

Abb. 11.2. Schnittführung für urologische Operationen (nach Alken u. Sökeland 1982)

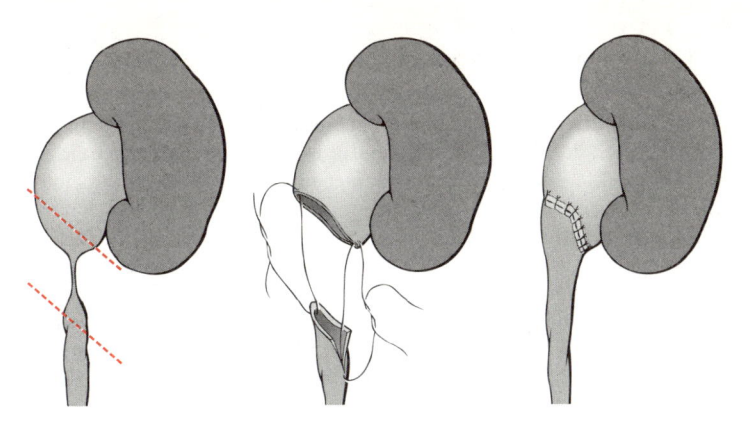

Abb. 11.3. Nierenbeckenplastik nach Anderson-Hynes (nach Kelalis et al. 1992)

Bei Infekten wird der extraperitoneale Zugang durch einen lumbalen Schrägschnitt bevorzugt, bei Tumoren ein transperitonealer Rippenbogenrandschnitt (Abb. 11.2). Besonders sorgfältig muß bei der (extraperitonealen) Nierenentnahme von Lebendspendern präpariert werden, um z.B. die Durchblutung des Ureters nicht zu gefährden.

Bei Urotheltumoren muß der Harnleiter bis zur Blase (mit einer Blasenmanschette) entfernt werden.

11.2 Nierenbeckenplastiken und Ausgußsteinoperationen

Sie erfolgen über einen extraperitonealen Zugang. Das erweiterte Nierenbecken wird reseziert, Steine werden entfernt und der Harnleiter neu an der tiefsten Stelle des Nierenbeckens eingepflanzt (Abb. 11.3). Bei Ausgußsteinen sind u.U. zusätzlich Nephrotomien notwendig.

11.3 Perkutane Nierenoperationen

Nierensteine, die sich für eine extrakorporelle Steinzertrümmerung nicht eignen, werden über eine perkutane Nephrostomie instrumentell zertrümmert und entfernt (s. Abb. 5.7).

11.4 Blasenoperationen

Die meisten Eingriffe in der Blase (bei Steinen und Tumoren) erfolgen endoskopisch. Es kann aber notwendig werden, die Blase über einen suprapubischen Medianschnitt freizulegen und zur Entfernung eines Steines oder eines Fremdkörpers zu eröffnen (sectio alta). Auch Divertikeloperationen und Harnleiterneueinpflanzungen erfolgen auf diesem Wege.

Bei ausgedehnten Blasentumoren (T2/T3) muß die Blase mit den Samenblasen und der Prostata (u.U. auch mit der Urethra) entfernt werden. Bei der Frau werden auch Uretus und Tuben mitentfernt (vordere Exenteration). Immer wird auch eine (diagnostische) Lymphadenektomie im Obturatoriusbereich durchgeführt.

11.5 Harnumleitung

Mit der Zystektomie entfällt das Harnspeicherorgan, und der Urin muß definitiv umgeleitet werden. Harnumleitungen können, aber auch als vorübergehende Maßnahme bei verschiedenen anderen Harnwegserkrankungen notwendig werden.

Für die definitive Harnumleitung sind verschiedene Verfahren gebräuchlich. Keines kann den Anforderungen an einen idealen Harnblasenersatz voll genügen. Diese sind:
- volle Erhaltung der äußeren Integrität des Körpers,
- Speicherfunktion mit Füllungssensibilität,
- Kontinenz,
- keine Resorption des Ersatzblaseninhalts,
- kein Reflux in die oberen Harnwege,
- Infektfreiheit.

Vorübergehende Harndeviation

Nephrostomie. Vor allem bei Verlegung des Harnleiters z.B. durch einen infizierten Stein. Nephrostomien werden heute fast ausschließlich auf perkutanem Wege angelegt (s. Abb. 5.5).

Ureterostomie. Als definitive Harndeviation nur bei starker Uretererweiterung und voraussichtlich geringer Lebenserwartung zweckmäßig.

In diesem Falle evtl. über ein einziges Stoma (mit Einpflanzung des gegenseitigen Harnleiters in den zur Haut herausgeleiteten) oder nach Unterbindung des Ureters der funktionell schlechten Niere (Abb. 11.4).

Zystostomie. Nach Harnröhrenverletzungen oder -operationen (Abb. 11.5).

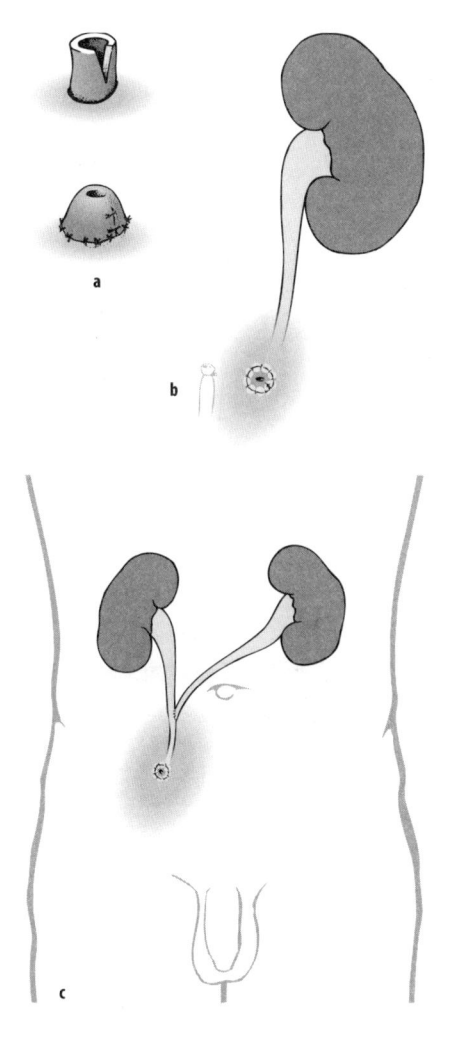

Abb. 11.4 a–c.
Ureterokutaneostomie **a,b** mit Nippelbildung auf der Haut, **c** mit Einpflanzung des gegenseitigen Ureters in den herausgeleiteten Ureter (nach Sigel 1993)

11.5 Harnumleitung | 131

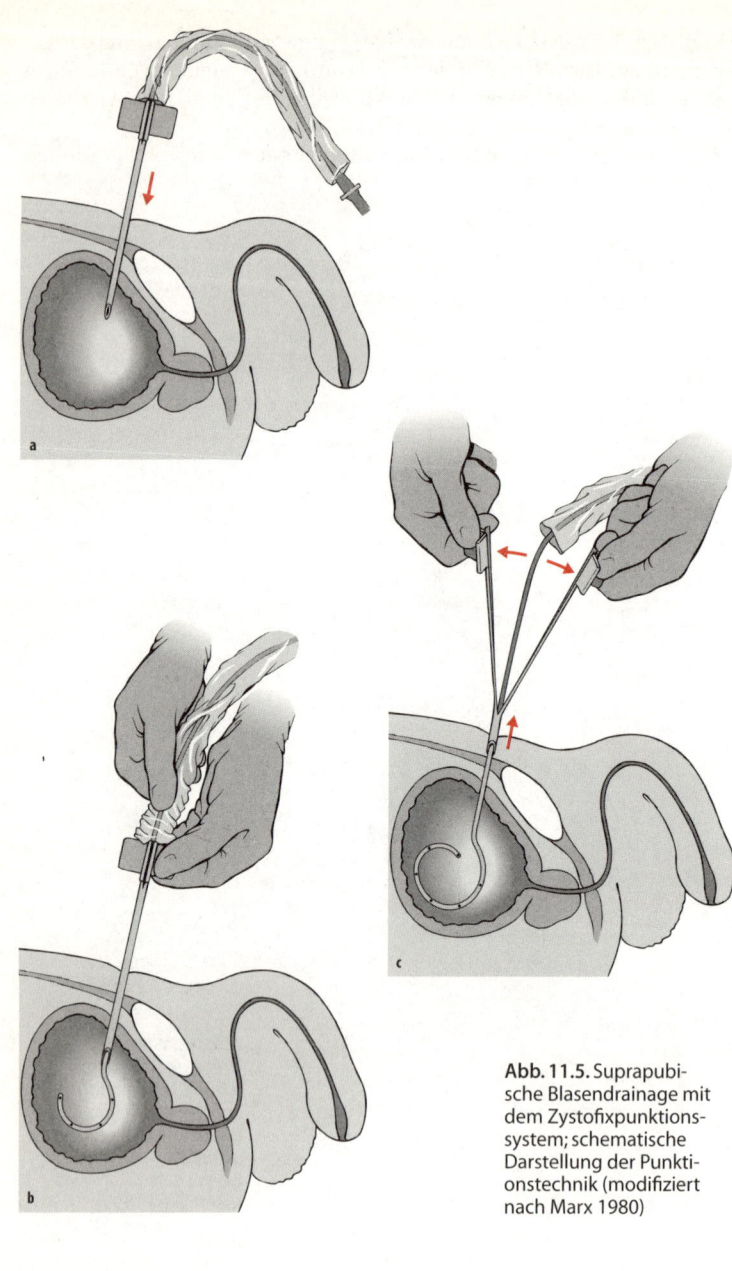

Abb. 11.5. Suprapubische Blasendrainage mit dem Zystofixpunktionssystem; schematische Darstellung der Punktionstechnik (modifiziert nach Marx 1980)

Definitive Harndeviation

Ureterosigmoidostomie. Älteste gebräuchliche Form der definitiven Harndeviation, indiziert z.B. bei Blasenekstrophie oder nach Zystektomie. Voraussetzung für diese Harnumleitung ist ein funktionstüchtiger Spincter ani. Ihre Gefahren liegen v.a. in der Resorption von Harnelektrolyten (→ hyperchlorämische Azidose) und im Reflux von Darminhalt in die oberen Harnwege (→ pyelonephritische Schübe). Durch Bildung eines „Darmbeutels" am Übergang des Sigmas zum Rektum kann die Speicherkapazität erhöht und der Druck im Darm in erwünschter Weise gesenkt werden (Abb. 11.6).

Rektumblase. Diese ist der Ureterosigmoideostomie insofern überlegen, als Stuhl und Urin getrennt abgeleitet werden. Als Nachteil muß die inkontinente Stuhlableitung durch einen Anus praeter in Kauf genommen werden (Abb. 11.7). Diese Form der Urinumleitung ist heute fast vollständig ersetzt durch sogenannte Darmbeutelersatzblasen („Pouches" oder „Neoblasen").

„Pouches" (Darmbeutelreservoir). Zum Blasenersatz nach Zystektomie werden aus dem terminalen Ileum oder dem ileozoekalen Darm – nach Ausschaltung aus der Kontinuität und antimesenterialer Eröffnung – Beutel konstruiert, die entweder orthotop auf den Urethrastumpf

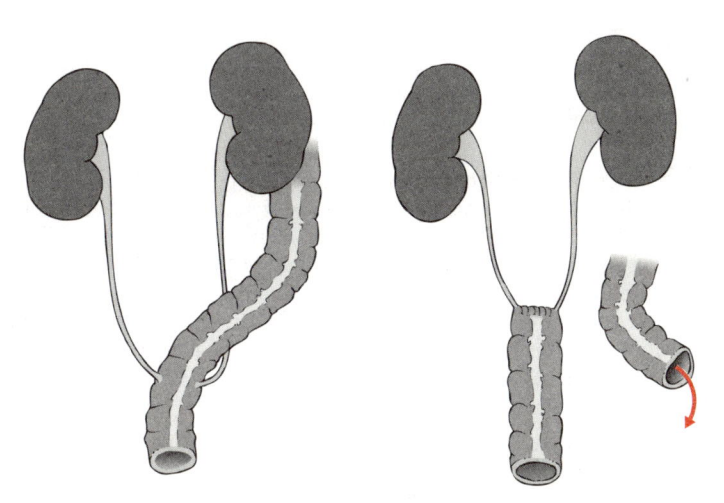

Abb. 11.6. Ureterosigmoidostomie   **Abb. 11.7.** Rektumblase

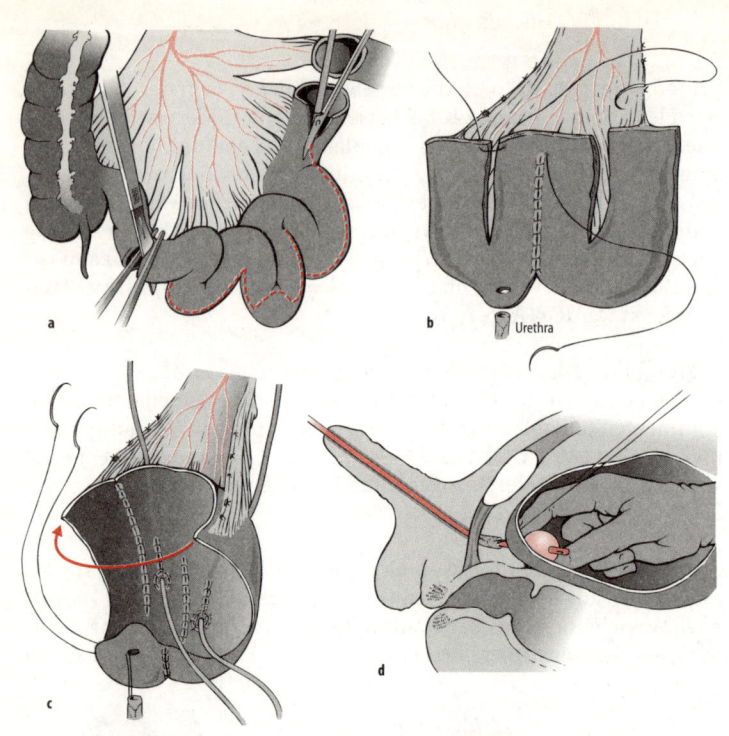

Abb. 11.8 a–d. Orthope Darmersatzblase aus dem Ileum; **a** Isolierung von 60–70 cm terminalen Ileums und antimesenteriale Detubularisierung, **b** W-förmige Lagerung, **c,d** Beutelbildung und Anastomose mit dem Harnröhrenstumpf (nach Sigel 1993)

aufgepflanzt oder im Nabelbereich herausgeleitet werden. Die Ureteren werden in diese Pouches eingeleitet, wobei versucht wird, Reflux von Urin in die Nierenbecken zu vermeiden. Durch die Bauchdecke abgeleitete Darmersatzblasen müssen regelmäßig katheterisiert werden. Orthotope Ersatzblasen (Abb. 11.8) können mit der Bauchpresse entleert werden. Problematisch sind neben der nicht seltenen nächtlichen Inkontinenz, Entleerungsstörungen, Reflux, Störungen des Elektrolythaushaltes und als Spätfolge Karzinominduktion im Einpflanzungsbereich des Ureters.

Ileum und Kolonconduit. Eine derzeit immer noch häufig verwendete Harnumleitungsmethode ist das seit Jahrzehnten bewährte komplikationsarme Ileum- oder Kolonconduit (Abb. 11.9).

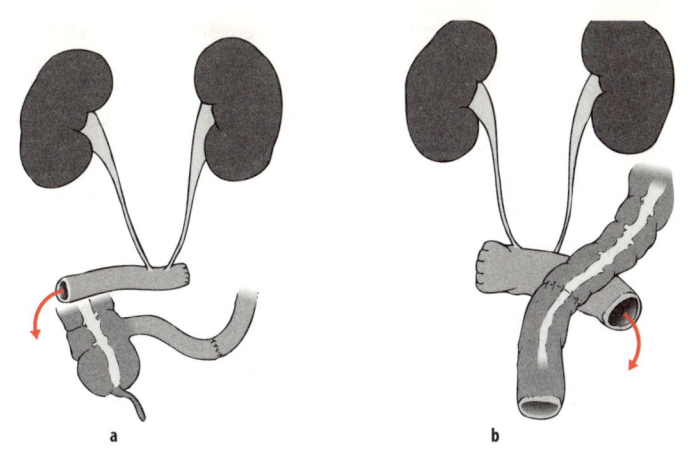

Abb. 11.9 a Ileumconduit (sog. Brickerblase), b Sigma-(colon-)conduit

Nachteilig ist hier das inkontinente Hautstoma („Urostoma"). Der Urin wird mit einem auf die Haut geklebten Beutel aufgefangen. Die Beutelsysteme sind jedoch heute so perfekt, daß eine vollständige soziale Reintegration des Patienten möglich ist.

11.6 Endoskopische (transurethrale) Eingriffe

Erkrankungen und Unfallfolgen im Bereiche der Harnröhre, Prostata und Blase werden heute in den meisten Fällen endoskopisch instrumentell behandelt.

Harnröhrenstrikturen werden unter Sicht mit einem im Instrument integrierten, beweglichen Messer gespalten.

Tumoren der Prostata, insbesondere die gutartige Adenomyomatose, werden mit einer beweglichen Drahtschlinge mit Hochfrequenzstrom schichtweise abgetragen (TUR-P).

Tumoren der Blase werden in gleicher Weise aus der Blasenwand herausgeschnitten (TUR-B).

Blasensteine werden mechanisch mit Zangen oder aber mit über Sonden an den Stein herangebrachter Energie (z.B. Ultraschall- oder Laserenergie, u.a.) zertrümmert und ausgespült.

Steine im Ureter können über entsprechend dünne und lange Endoskope extrahiert oder zertrümmert und ausgespült werden. Häufig wird anschließend (zur inneren Harnableitung) ein sogenannter Doppel-J-Katheter in den Harnleiter eingelegt, der dank seiner Krümmung im Nierenbecken fixiert bleibt und dieses mit der Blase kurzschließt.

Gelingt die Einlage nicht, so muß gelegentlich vorübergehend eine perkutane Nephrostomie angelegt werden.

Übungsfragen

1. Nierensteine werden nur selten offen operiert, so z.B., wenn gleichzeitig eine Hydronephrose korrigiert werden muß. Wie heißen die gängigen Verfahren zur nicht operativen Behandlung von Nierensteinen?
2. Nennen Sie zwei Möglichkeiten für eine definitive Harnumleitung nach Blasenentfernung!
3. Wie werden Harnröhrenstrikturen endoskopisch behandelt?

Lösungen →S. 166

12 Sexuelle Funktionsstörungen beim Mann, Fertilitätsprobleme und Familienplanung

Man unterscheidet zwischen *Impotentia coeundi* (erektile Impotenz), der Unfähigkeit, den Beischlaf auszuüben, und *Impotentia generandi* (Infertilität), der Zeugungsunfähigkeit. Die Vasektomie als einfacher, sicherer und innerhalb gewisser Grenzen reversibler männlicher Beitrag zur *Familienplanung* findet immer weitere Akzeptanz.

12.1 Impotentia coeundi

Potenzstörungen sind häufig und finden sich in unterschiedlichem Ausmaß bei rund der Hälfte der Männer in der Altersgruppe zwischen 40 und 70 Jahren. Dabei ist der Urologe zu Recht der zuerst konsultierte Spezialist. Er hat zu beurteilen, ob eine organische Ursache vorliegt (70–80 %) oder ob sich eine psychische Konfliktsituation in der Sexualsphäre auswirkt und eine entsprechende Behandlung notwendig wird (häufige Impotenzursache beim jüngeren, sonst gesunden Mann).

Bei der Impotentia coeundi ist die Libido in der Regel erhalten. Die Hormonwerte im Serum sind in den meisten Fällen normal. Nur 1,5–3% der Fälle von erektiler Impotenz haben eine endokrine Ursache (z.B. ein Prolaktinom der Hypophyse).

Diagnose. Wichtig ist der Ausschluß organischer Ursachen wie z.B.:
- Diabetes mellitus (50% der Diabetiker haben eine Erektionsstörung),
- multiple Sklerose und andere neurologische Erkrankungen,
- vaskuläre Erkrankungen (Hypertonie, Arteriosklereose und Thrombosen der Beckengefäße),
- Peniserkrankungen wie Induratio penis plastica (bindegewebige Plattenbildung und Deformation) oder Verletzungsfolgen,
- Sekundäre Impotenz (nach Zystoprostatektomie, Ablatio testium, Bestrahlung im Prostata-Blasenbereich),
- Toxikomanien (Nikotin- und Alkoholabusus),
- Medikamente, insbesondere Tranquilizer, Antidepressiva und Antihypertensiva.

Solche organische bzw. „exogene" Ursachen sind auszuschließen, bevor eine psychische oder emotionale Ursache der Potenzstörung angenommen wird.

Auf die nichtorganischen Ursachen von Potenzstörungen und ihre psychiatrisch-sexologische Behandlung kann in diesem Rahmen nicht eingegangen werden. Wichtig ist eine verständnisvolle Aufnahme der Anamnese, eine vollständige Aussprache über mögliche Ursachen, das Ausräumen falscher Vorstellungen und der Verzicht auf die unkritische Substition von Androgenen.

Die Abklärung und Indikationsstellung bei organisch bedingten Potenzstörungen benötigt spezielles Wissen und technische Hilfsmittel. Sie ist deshalb Sache einer in diesem Bereich spezialisierten Institution.

Therapie. Als Behandlung kommen (je nach Situation) in Frage:
- Intrakavernöse Injektion vasoaktiver Substanzen (v.a. Prostaglandin PgE$_1$ und Mischpräparate), nach Anleitung als Selbstbehandlung (SKAT: *S*chwell*k*örper-*A*utoinjektions*t*herapie),
- gefäßchirurgische Maßnahmen (selten indiziert),
- Implantation von Schwellkörperprothesen,
- endokrine Therapie (reserviert für Hypogonadismus und Hyperprolaktinämie).
- perorale Medikation, z.B. Sildenafil (in Erprobung)

Die Diagnostik und die Therapie von Potenzstörungen haben in den letzten Jahren große Fortschritte gemacht, so daß bei der Mehrzahl der Betroffenen eine ursächliche Diagnostik und eine zweckmäßige Behandlung möglich ist.

Fallbeispiel

Anamnese. Ein 71 jähriger nicht insulinpflichtiger Diabetiker, Nichtraucher, seit fünf Jahren Witwer, mit 55jähriger Partnerin konsultiert wegen Potenzschwäche, die einen normalen Geschlechtsverkehr verunmöglicht.

Befunde. Erhaltene Libido, keine morgendlichen Spontanerektionen. Bei Stimulation Auftreten einer gewissen Tumeszenz ohne Rigidität. Unauffälliger neurologischer Reflexstatus im Urogenitalbereich (Bulbokarvernosusreflex und Analreflex).

Vermutungsdiagnose. Diabetisch-arteriosklerotische Erektionsstörung.

Weitere Abklärung. Die Duplexsonographie der Penisarterien bestätigt die mangelhafte arterielle Irrigation der Penisschwellkörper und damit die Diagnose.

Therapie. Der Patient entscheidet sich für eine intrakavernöse Pharmakotherapie mit Prostaglandin E1. Nachdem die benötigte Dosis unter ärztlicher Kontrolle eruiert ist (in diesem Fall 15 µg), erlernt der Patient die Selbstinjektion in die Corpora cavernosa, um eine Erektion, wenn erwünscht, selbst auslösen zu können (SKAT: Schwellkörperautoinjektionstherapie).

Der Patient bleibt unter regelmäßiger Kontrolle und würde sich bei einer prolongierten Erektion (mehr als 2 Std.) sofort melden.

12.2 Impotentia generandi

Auch bei der Abklärung und Behandlung männlicher Fertilitätsstörungen hat die Urologie wichtige Aufgaben. Primäre Infertilität wird bei rund 15% aller Paare mit Kinderwunsch beobachtet. In 30–40% der kinderlosen Ehen liegt die Ursache beim Mann, weshalb die Grundzüge der Abklärung und Behandlung männlicher Fertilitätsstörungen auch dem Allgemeinarzt geläufig sein sollten.

Eine Fertilitätsstörung liegt vor, wenn bei Kinderwunsch und einer Koitusfrequenz von 2–4 mal pro Woche innerhalb eines Jahres keine Schwangerschaft eintritt. Findet der Gynäkologe dafür bei der Frau keine hinreichende Erklärung, so muß auch der männliche Partner untersucht werden.

Diagnose. Die Abklärung beinhaltet eine gezielte *Anamnese*: Familiäre Vorgeschichte, Kryptorchismus, Torsion, Mumps, genitale Infektionen. Suchtmittel, Medikamente usw.

Neben einer gezielten körperlichen *Untersuchung* (Behaarung, Körperentwicklung, Hinweise auf genetische Ursachen oder Endokrinopathien, Operationsnarben, Hodengröße, Nebenhoden und Samen-

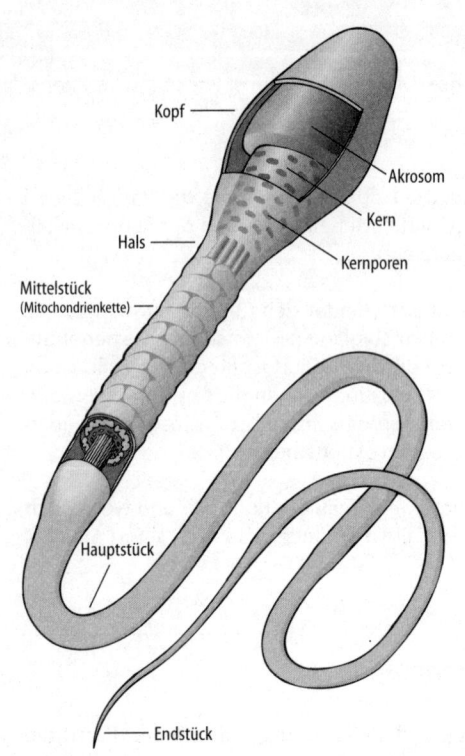

Abb. 12.1. Spermatozoon (nach Hautmann u. Huland 1997)

strang, Prostata, Urinstatus, Urinbakteriologie) sind der *Hormonstatus* (Testosteron, FSH, LH, SBGH, Schilddrüsentests, Prolaktin) und das *Spermiogramm* (nach mehrtägiger Abstinenz) entscheidend.

Das Ejakulat (2–6 ml) hat ein pH von 7,0–7,8, ist weißlich-grau, gelartig und verflüssigt sich in 15–30 Minuten. Pro ml finden sich deutlich über 20 Mio Spermien (Abb. 12.1). Ist die Spermienzahl geringer, so besteht eine Oligospermie, im Extremfall eine Azoospermie. Nach etwa 2 Stunden sind noch mehr als 60% der Spermien mobil (Normokinese). Sind es weniger, so liegt eine Asthenospermie vor.

Im Ausstrich finden sich normalerweise mehr als 50% morphologisch unauffällige Spermien (Normospermie). Finden sich vermehrt abnorme Spermaformen, so spricht man von Teratospermie. Wichtig ist auch der *Fructosegehalt* der Spermaflüssigkeit. Da Fructose fast ausschließlich in den Samenblasen gebildet wird, schließt ihr Nachweis einen Verschluß der Samenwege distal davon praktisch aus.

Therapie. Die Möglichkeiten einer *kausalen medikamentösen Therapie* beim Oligo-astheno-teratospermie-(OAT)-Syndrom sind sehr begrenzt (allenfalls bei Infekten als Ursache). Die empirische Behandlung mit Humangonadotropinen oder Antiöstrogenen ist selten erfolgreich. Chirurgisch kommt bei Verschlußazoospermien (Zustand nach Vasektomie), die Vaso-Vasostomie oder Vaso-Epididymostomie in Frage.

Mit mikrochirurgischer Technik sind diese Operationen in einem hohen Prozentsatz erfolgreich (Durchgängigkeit bei Vaso-Vastostomie bis 90%). Leider liegt die Schwangerschaftsrate wesentlich tiefer, v.a. weil sich im Anschluß an eine Vasektomie Antikörper gegen die eigenen Spermien bilden können (in ca. 30%).

In therapieresistenten Fällen wird heute immer häufiger versucht, die Ovozyste extrakorporell durch Injektion eines einzelnen Spermiums zu befruchten → intrazytoplasmatische Injektion von Samenzellen in die Eizelle (ICSI).

12.3 Varikozele

Eine Varikozele kann möglicherweise die Spermaqualität beeinträchtigen und Ursache eines OAT-Syndroms sein. Bei ausgeprägter Varikozele und Kinderlosigkeit wird die retroperitoneale Durchtrennung der V. spermatica oberhalb eines inneren Leistenringes empfohlen. Damit läßt sich die Qualität des Spermas in vielen Fällen etwas verbessern. Die Schwangerschaftsrate wird allerdings nur unwesentlich erhöht (10-40%), weshalb die Therapie kontrovers diskutiert wird.

12.4 Vasektomie und Familienplanung

Die Vasektomie als Methode zur definitven Empfängnisverhütung gewinnt weiterhin an Bedeutung, seit gewisse Probleme der langfristigen hormonalen Kontrazeption und des Intrauterinpessars bei der Frau offensichtlich geworden sind. Als Eingriff ist sie – im Gegensatz zur Tubensterilisation – risikoarm und kann ohne weiteres ambulant in Lokalanästhesie durchgeführt werden (Abb. 12.2).

Die Vasektomie setzt in der Regel ein Alter um oder über 25 Jahre bzw. mindestens 2 Kinder und volle Einsicht in die grundsätzliche Endgültigkeit des Eingriffs voraus. Die ausführliche Vorbesprechung hat folgende Punkte zu berücksichtigen:

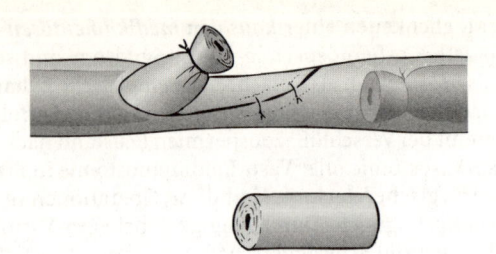

Abb. 12.2. Vasektomie. Entfernung eines Stückes vom Vas deferens und Verschluß der Faszie über einem Stumpf (nach Hautmann u. Huland 1997)

- Die Vasektomie bewirkt keine Veränderung des Hormonstoffwechsels und beeinträchtigt deshalb weder die Attribute der „Männlichkeit" noch die Potentia coeundi.
- Die Aussichten für eine erfolgreiche Reanastomose sind, wenn notwendig, nicht ungünstig. Die Chancen für eine Konzeption sind allerdings durch eine im Gefolge der Vasektomie mögliche Spermienresorption mit Antikörperentwicklung gegen eigene Spermien beeinträchtigt und liegen bei ca. 50%.
- Es gibt Untersuchungen, die einen Zusammenhang zwischen der Vasektomie und gehäuftem Auftreten von Prostatakarzinomen nahelegen. Andere Untersuchungen verneinen einen solchen Zusammenhang.
- Die 20–25 ersten Ejakulate nach dem Eingriff enthalten noch Spermien. Auf Verhütungsmaßnahmen kann deshalb erst verzichtet werden, wenn bei einer Kontrolluntersuchung des Ejakulats keine Samenfäden mehr nachweisbar sind.

Von den Akutkomplikationen müssen die (manchmal erheblichen) Hämatombildungen (ca. 2%) und lokale Infekte (2–3%) beachtet werden, ebenso die Entwicklung von (evtl. schmerzhaften) Spermagranulomen (1–2%). Als Spätfolgen können lokale Druckempfindlichkeit und selten Hodenschmerzen persistieren.

Übungsfragen

1. Nennen Sie drei organische Ursachen für Störungen der Potentia coeundi!
2. Wie beurteilen Sie die medikamentösen Behandlungsmöglichkeiten beim Oligo-Astheno-Teratospermiesyndrom (OAT)?
3. Was wissen Sie über Ursache und mögliche Folgen der Varikozele?
4. Wann und wie kontrollieren Sie, ob eine zur Familienplanung erfolgte Vasektomie erfolgreich war?

Lösungen →S. 166

13 Dringliche urologische Sprechstundensituationen

13.1 Hämaturie

Die Hämaturie ist ein Alarmsymptom, das sich bei vielen Nieren- und Harnwegsaffektionen findet und auf ernsthafte Erkrankungen hinweisen kann (Tabelle 13.1).

Makrohämaturie

Durch Blutbeimengung leicht erkennbar rot gefärbter Urin; verifiziert durch mikroskopischen Erythrozytennachweis oder durch Teststreifen. Die Hämaturie kann schmerzhaft sein (Abb. 13.1). Auszuschließen sind:

Tabelle 13.1. Ursächliche Differentialdiagnose der Hämaturie

Urologische Ursachen		Internistische Ursachen
Niere und obere Harnwege	Tumoren, Steine, Trauma, Tuberkulose, Gefäßanomalien,	*Allgemeinerkrankungen*: hämorrhagische Diathese, Hämoblastosen, Antikoagulanzienbehandlung, Periarteriitis nodosa, nephrotoxische Medikamente u.a.
	Mißbildungen Polyzystische Nierendegeneration	*Nierenparenchymerkrankungen*: Glomerulonephritis, interstitielle Nephritis, Pyelonephritis/Papillennekrosen, Analgetikanephropathie, Niereninfarkt und Nierenvenenthrombose
Blase	Tumoren, Fremdkörper, Zystitis, Divertikel, Steine, Endometriose	*Hämoglobin– und Myoglobinurie*: schwere hämolytische Anämie, Vergiftungen, schwere Infekte, Muskelverletzungen
Adnexe	Prostatahypertrophie, Prostatitis	
Urethra	Tumoren, Verletzungen, Fremdkörper	

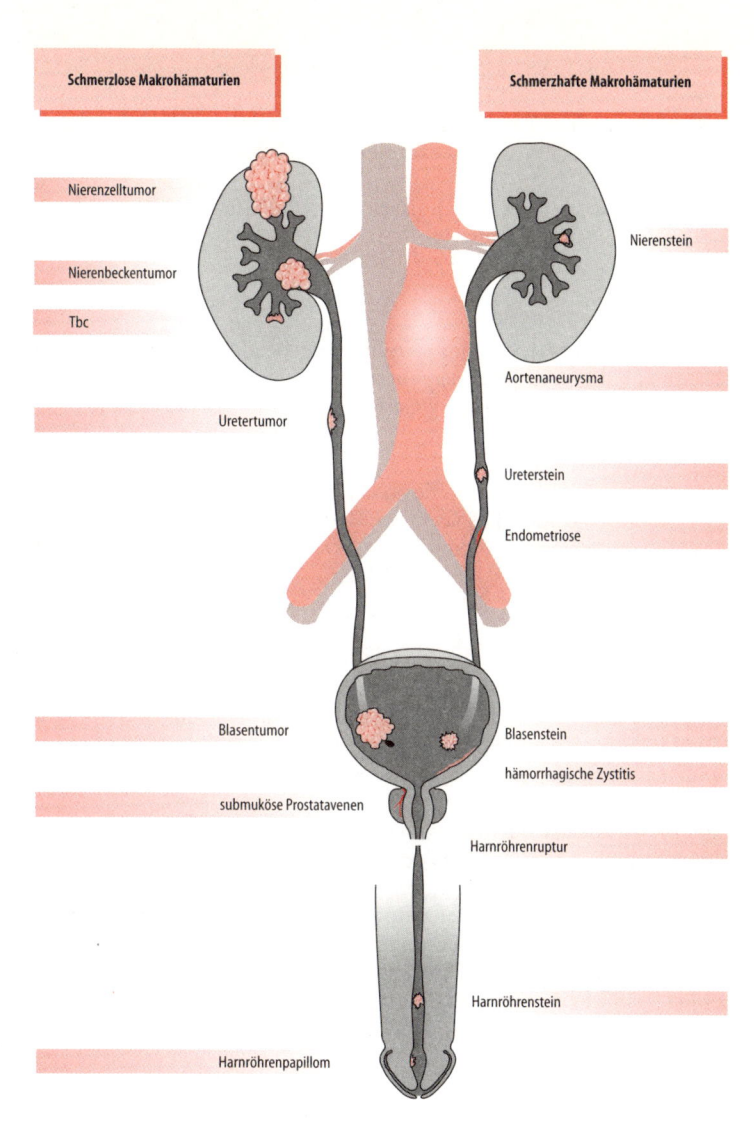

Abb. 13.1. Häufigste Ursachen und Lokalisationen schmerzloser und schmerzhafter Makrohämaturien (nach Alken u. Walz 1992)

Schmerzlose Makrohämaturien
- Nierenzelltumor
- Nierenbeckentumor
- Tbc
- Uretertumor
- Blasentumor
- submuköse Prostatavenen
- Harnröhrenpapillom

Schmerzhafte Makrohämaturien
- Nierenstein
- Aortenaneurysma
- Ureterstein
- Endometriose
- Blasenstein
- hämorrhagische Zystitis
- Harnröhrenruptur
- Harnröhrenstein

13.1 Hämaturie

- Blutbeimengungen von außerhalb der Harnwege (weibliches Genitale),
- Rotfärbung des Urins durch Nahrungmittel (Randen/Rote Bete) und Medikamente (Pyridium, Laxantien der Anthrachinonreihe, Pyrazolone),
- Rotfärbung des Urins durch Urate (Ziegelmehlsediment),
- Hämoglobinurie, Porphyrie.

Mikrohämaturie

Erhöhte Erythrozytenzahl im Urinsediment; bei der „Harnschau" nicht erkennbar; aber nachgewiesen durch Teststreifen und mikroskopische Sedimentbeurteilung: (> 5 Ery/Gesichtsfeld).

> **!** Makro- und Mikrohämaturie sind tumorverdächtig bis zum Ausschluß dieser differentialdiagnostischen Möglichkeit, bzw. bis zum Nachweis einer anderen Blutungsursache.

Lokalisatorische Differentialdiagnose der Blutungsquelle

Makroskopisch. Größere Koagula mit Blasentenesmen sprechen für die Blase als Blutungsquelle (*Cave*: Blasentamponade → Klinikeinweisung!). Wurmförmige Koagula (Ureterausguß) werden gelegentlich bei Blutungen aus den Nieren beobachtet. Meist bestehen auf der betroffenen Seite kolikartige Schmerzen.
Blutaustritt aus der Harnröhre unabhängig von der Miktion spricht für eine Blutungsquelle unterhalb des Blasenverschlusses.

Mikroskopisch. Erythrozytenzylinder stammen aus den Sammelrohren und sprechen für eine Blutungsquelle im Nierenparenchym.
Mit dem Phasenkonstrastmikroskop lassen sich morphologische Unterschiede zwischen „glomulären" (renal-parenchymatösen) und „urologischen" (Nierentumoren, Harnwegserkrankungen) Erythrozyten erkennen.

Zweigläserprobe. *Initiale Hämaturie*: Blutungsquelle in der Urethra prostatica bzw. im Blasenhalsbereich. *Totale Hämaturie*: Blutungsquelle in der Blase bzw. oberhalb der Blase.

13.2 Oligurie und Anurie, Harnverhaltung

Oligurie < 500 ml Urin/24 h
Anurie < 100 ml Urin/24 h

Man unterscheidet *prärenale*, *renale* und *postrenale* Anurie-Ursachen. Handelt es sich um ein Abflußhindernis unterhalb des Blasenauslasses, so spricht man von *Harnverhaltung*.

Die Ätiologie einer Oligurie/Anurie muß dringlich geklärt werden, da sich die Prognose des Patienten rasch verschlechtert.

Überlegungen zur Differentialdiagnose und Therapie der Oligo-Anurie finden sich in Tabelle 13.2.

Ausscheidungsstörung

Sicherung der Diagnose. Traumatischer, septischer, hämorrhagischer Schock? Vergiftung? Gefäßprozeß (Embolie, Thrombose)?

Therapie. Ausschaltung der Schockursache; Volumenersatz, Hämodialyse.

Tabelle 13.2. Ursachen, Topographie und pathogenetische Mechanismen der Oligo-/Anurie

Pathogenese	Topographie	Wichtige Ursachen
Ausscheidungsstörung	*prärenal*	Hypovolämie
		Schock
		Ileus
	renal	Nephritis
		Vergiftung
Transportstörung	*postrenal* (Nierenbecken, Ureter)	Tumoren
		Steine
		Papillennekrosen
Entleerungsstörung	(Blase, Blasenauslaß, Urethra)	Prostataerkrankungen
		Harnröhrenstriktur

Supravesikale Transportstörung (Nierenbecken → Blase)

Sicherung der Diagnose:
- keine Hinweise auf eine prärenale/renale Ursache
- Schmerzen? Kolik? (Steinschatten auf der Abdomenleeraufnahme)
- Rektalbefund (Tumor im kleinen Becken? Prostata? Collum?)
- Leere Blase (Katheter!)
- Gestaute obere Harnwege im Ultraschall (in welcher Höhe liegt das Hindernis?)

Therapie. Endoskopische Uretersondierung. Einlage eines Doppel-J-Katheters. Wenn unmöglich, Punktionsnephrostomie und Kathetereinlage.

Entleerungsstörungen der Blase

Sicherung der Diagnose: Perkussion oder sonografische Untersuchung. Differentialdiagnose: *vesikale* oder *infravesikale* Ursache?

Vesikale Funktionsstörung

Neurogen: Nervenschädigung nach Rektumamputation, Rückenmarkstrauma oder multipler Sklerose.
Medikamentös-psychosomatisch: Medikamente, Drogen. Postoperative Miktionshemmung (bei 10–20% aller Operierten).

Infravesikale Harnröhrenverlegung (akute Harnverhaltung)

- Prostataadenom oder -karzinom
- Urethrastriktur
- Urethraruptur (Beckentrauma)

Therapie. Bei vesikalen Funktionsstörungen und infravesikaler Verlegung durch Prostataerkrankungen: Katheterismus oder suprapubische Zystofixableitung (Abb. 13.2.). Bei Striktur- bzw. Rupturverdacht sind Katheterisierungsversuche kontraindiziert → Urethrogramm.

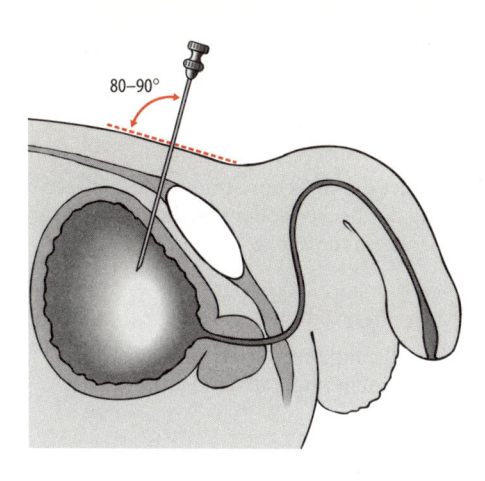

Abb. 13.2. Punktion der gefüllten Blase bzw. Anlage einer Zystofixableitung

13.3 Unfreiwilliger Harnabgang

Beurteilung aufgrund einer gezielten Anamnese:
- Art des unfreiwilligen Harnverlustes: kontinuierlich? → Fistel ausschließen; diskontinuierlich? → mit oder ohne Dranggefühl.
- Unter welchen Umständen erfolgt der unfreiwillige Harnverlust? Im Liegen, im Stehen? Bei Anstrengungen? Bei Ruhe?
- Welches Ausmaß hat der unfreiwillige Harnverlust? Müssen Vorlagen getragen werden, wieviele tagsüber? nachts?

Zu unterscheiden sind im wesentlichen die folgenden *Formen der Inkontinenz*.

Fistelbildungen
Zystovaginale und ureterovaginale Fisteln.

Therapie. Fistelverschluß, Neueinpflanzung des Harnleiters in die Blase.

Fehlbildungen mit Sphinkterdefekt
Zum Beispiel ausgeprägte Epispadie.

Therapie. Plastische Operationen am Sphinkterapparat mit Urethralrinnenverschluß, evtl. Harnumleitung.

Anstrengungsinkontinenz („Streßinkontinenz")

Schädigung des Verschlußapparates durch Geburtstrauma oder Blasenhalsoperationen → Erschlaffung des Beckenbodens (s. Kap. 8). Wichtig ist die Abgrenzung gegen die Dranginkontinenz.

Dranginkontinenz („Urge-Inkontinenz")

Unwillkürlicher Harnabgang infolge unkontrollierbarer Detrusorkontraktionen; meist verbunden mit einem imperativem Harndrang.

Behandlung:
- Anticholinergika (z.B. Propanthelin)
- muskelwirksame Spasmolytika (z.B. Flavoxat)
- Ganglienblocker (z.B. Emepronium)

Überlaufinkontinenz

Unfreiwilliger Harnverlust bei übervoller, durch infravesikales Abflußhindernis passiv überdehnter Blase. Auslösung durch vorübergehende intraabdominelle Drucksteigerung (z.B. beim Husten oder bei Drehung im Schlaf).

Diagnose. Perkussion, Ultraschall.

Behandlung. Offene Dauerkatheterableitung oder Zystostomie.

Reflexinkontinenz („Reflexblase")

Unfreiwilliger Harnverlust wegen Ausschaltung der zerebralen Beeinflussung des Refluxbogens mit Zentrum im Sakralmark. Gefühl für Harndrang ist deshalb nicht vorhanden (s. Kap. 7.3).

Psychosoziale Inkontinenz

Kindliche Enuresis nocturna.

Psychoorganische Inkontinenz

Bei arteriosklerotischer Demenz.

13.4 Akute Urogenitalinfekte

Die Intensität der Erscheinungen einer *akuten Zystitis* verlangt nach sofortiger Behandlung:
- Harndesinfizienzien: Sulfomethoxazol-Trimethoprim, Norfloxacin, Ciprofloxacin, u.a.
- Analgetika/Antipyretika
- Diuresesteigerung

Vor Therapiebeginn sollte eine bakteriologische Abklärung (Objektträgerkultur) eingeleitet werden. Bei ungünstiger Resistenzlage Umstellung der Therapie.

Bei Epididymitis: Ruhe, Hochlagerung des Skrotums, kühle Umschläge.

> ! Harnwegsinfekte, die nicht innerhalb von 3 Wochen vollständig abheilen, benötigen eine urologische Abklärung.

Bei Pyelonephritis mit Abflußbehinderung auf der betroffenen Seite (Stein, nekrotische Papille) entwickelt sich u.U. das akut lebensbedrohliche Krankheitsbild der *Urosepsis*, das notfallmäßig behandelt werden muß: Perkutane Nephrostomie evtl. transvesikale Doppel-J-Katheter-Einlage. *Symptome*: Septische Temperaturen, Tachykardie, Blutdruckabfall (bei Verdacht sofortige Klinikeinweisung!).

Im Zusammenhang mit einer schweren Pyelonephritis kann sich ein *paranephritischer Abszeß* bilden, der sofort drainiert werden muß.

Ein heute seltenes, aber schweres septisches Zustandsbild bietet auch die akute Prostatitis/Prostataabszeß. Die Prostata ist extrem schmerzhaft und prall. Bei Verdacht sofortige Einweisung zur chirurgischen Drainage.

13.5 Steinkolik

Äußerst eindrücklicher akuter Schmerz auf der betroffenen Seite. Körperliche Unruhe, Meteorismus, Darmatonie.

Gallenkolik   Cholezystitis   Appendizitis

Pankreatitis   Nierenkolik

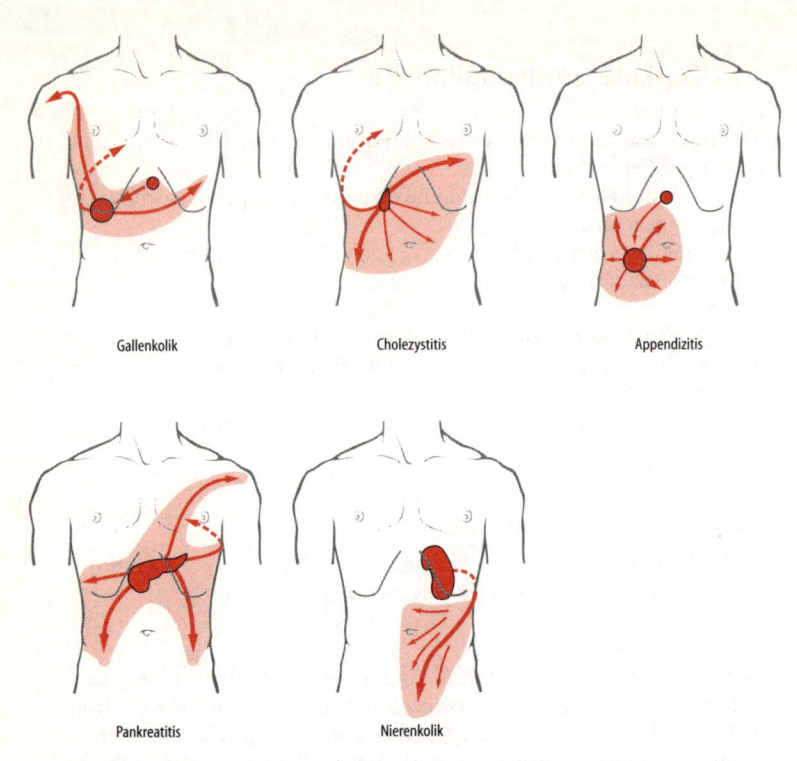

Abb. 13.3. Schmerzausstrahlung im Bereich des Abdomens bei abdominellen Erkrankungen (nach Altwein 1979)

Differentialdiagnose: „Akutes Abdomen", Gallenkolik, Gefäßembolie, Appendizitis, Pankreatitis (Abb. 13.3).

Sobald die Diagnose feststeht, Analgetika verabreichen:
- Metamizol 3–5 ml i. v.
- Pethidin 75–100 mg. i. v.

Sofortige Klinikeinweisung zur evtl. Entlastung der Niere bzw. Steinbehandlung.

> ! 80% der Uretersteine sind spontan abgangsfähig.

13 Dringliche urologische Sprechstundensituationen

13.6 Einseitige Volumenzunahme des Skrotalinhaltes, Hodenschmerzen

Ohne Schmerzen:
- Hodentumor
- Hydrozele/Spermatozele
- Hernia inguinalis

Mit leichten Beschwerden:
- Hodentumor (Schweregefühl)
- Varikozele (typischer Inspektionsbefund im Stehen)
- Hernia inguinalis (inguinale Schwellung, ziehende Unterbauchbeschwerden)

Akut stark schmerzhaft:
- Hodentorsion und Torsion von Hodenanhangsgebilden
- Hodentumor (bei Blutung in die Geschwulst mit intratunikaler Drucksteigerung)
- Hodentrauma (Hämatozele)
- Hernia inguinalis (bei Inkarzeration – Ileus)
- Epididymitis acuta (Infektanamnese, pathologischer Urinbefund)

Hodentumor

(s. Kap. 6.5)

Hydrozele

Langsam zunehmende Flüssigkeitsansammlung innerhalb der Tunica vaginalis testis (Hydrocele testis), seltener im Bereich des Samenstrangs (Hydrocele funiculi) (Abb. 13.4).
Bei der **idiopathischen** Hydrozele ist die Ursache unbekannt.
Eine **symptomatische** Hydrozele kann sich entwickeln nach Trauma, bei Hodentumoren sowie bei entzündlichen Erkrankungen („Begleithydrozele"). Bei Durchleuchtung mit einer starken punktförmigen Lichtquelle (Diaphanoskopie) schimmert der Lichtstrahl rötlich durch. ***Die positive Diaphanoskopie beweist, daß kein Tumor vorliegt.*** Auch die Ultraschalluntersuchung eignet sich sehr gut für die Differentialdiagnose.

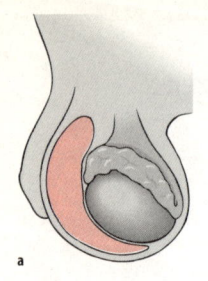

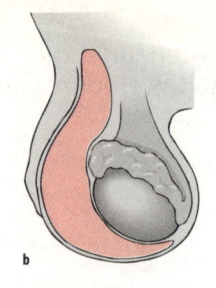

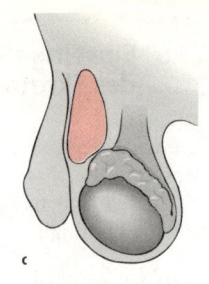

Abb. 13.4 a-c. Hydrozele; **a** der Tunica vaginalis testis, **b** vaginalis communis, **c** funiculi (nach Tanagho u. McAninch 1992)

Die Entleerung der Hydrozele durch Punktion in Lokalanästhesie ist meist nur vorübergehend erfolgreich. Eine sichere Heilung ist nur durch Operation möglich (Abtragung bzw. Umstülpung des Hydrozelensackes). Bei Tumorverdacht immer chirurgische Revision veranlassen.

Spermatozele

Es handelt sich um ein Konglomerat von multiplen Zysten gefüllt mit milchig trüber Flüssigkeit, das tumorartig oberhalb und hinter dem Hoden gelegen imponiert. Pathologisch-anatomisch sind es zystisch erweiterte Gänge des Nebenhodenkopfes (Retentionszysten).

Die differentialdiagnostische Abgrenzung von Tumoren geschieht mit Diaphanoskopie oder Ultraschall. Bei Beschwerden: Amputation des Nebenhodenkopfes mit der Spermatozele.

Hernia inguinalis

Typisch die offene Bruchpforte und der in der Regel reponierbare Bruchsackinhalt. Peristaltik im Skrotum gelegentlich erkennbar oder hörbar. Bei Inkarzeration: schmerzhafte Ileuserscheinungen.

Varikozele

Krampfaderartige Erweiterung des *Plexus pampiniformis*, meist links (90%). Bei etwa 5% aller Männer mehr oder weniger eindrücklich ausgebildet. Verursacht gelegentlich „dumpfe", ziehende, linksseitige Hodenschmerzen oder wird bei der Abklärung einer Fertilitätsstörung entdeckt.

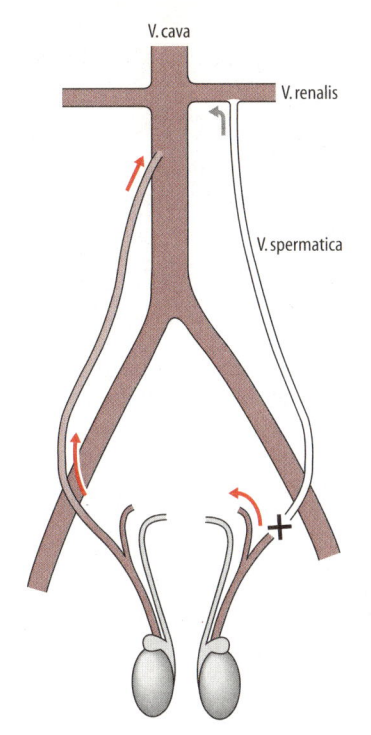

Abb. 13.5. Venöser Hauptabfluß des Hodens; *rechts* direkt in die V. cava, *links* in die V. renalis. Die ungünstigen Abflußverhältnisse *links* disponieren zur Entstehung einer Varikozele. Die typische Behandlung der Varikozele besteht in der retroperitonealen Unterbindung (+) der V. spermatica

Ursache sind insuffiziente Klappen der V. spermatica und ihre rechtwinklige Einmündung in die V. renalis (Abb. 13.5).
Selten als symptomatische Varikozele bei tumorbedingter Verlegung der V. renalis bzw. der V. cava.

Bei der idiopathischen Form führt die venöse Stase zu einem Temperaturanstieg im Skrotum und dadurch zu einer Verminderung der normalen Temperaturdifferenz Hoden-Körperhöhle (von bis zu 2,5°C). Diskutiert werden auch andere Mechanismen der Hodenschädigung wie Hypoxie oder Regurgitation von Nebennierenblut mit spermiziden Hormonmetaboliten.

Therapie. Unterbindung bzw. Embolisierung der V. spermatica.

Epididymitis/Orchitis

Akute (kanalikulär deszendierende) Nebenhodenentzündung (s. auch Kap. 4.4).

Gefährdet sind ältere Patienten mit Harnwegsinfekten (besonders Dauerkatheterträger). In der Regel akuter Beginn mit Schmerzen, Fieber und lokaler Schwellung. Im Vollbild der Erkrankung kann der Nebenhoden nicht vom Hoden abgegrenzt werden. Eine Orchitis liegt aber nur ausnahmsweise vor (Hodenabszeß).

Anheben des befallenen Hodens bringt Erleichterung. Es besteht ein typisch entzündliches Harnsediment und eine positive Urinkultur. Behandlung: (resistenzgerechte) Antibiotikatherapie, Hochlagerung, kühle Umschläge.

Echte *Orchitiden* sieht man im Zusammenhang mit Parotitis epidemica, Varizellen und Mononukleose. Behandlung: symptomatisch (s. auch Kap. 4.4).

Hodentorsion

Die Hodentorsion (Abb. 13.6) führt, wenn sie nicht oder zu spät erkannt wird, zum Verlust des betroffenen Organs.

Ursache ist eine meist doppelseitige kongenitale Anomalie: ein strangförmiges Mesorchium. Deshalb erfolgen Hodentorsionen *praktisch nur*

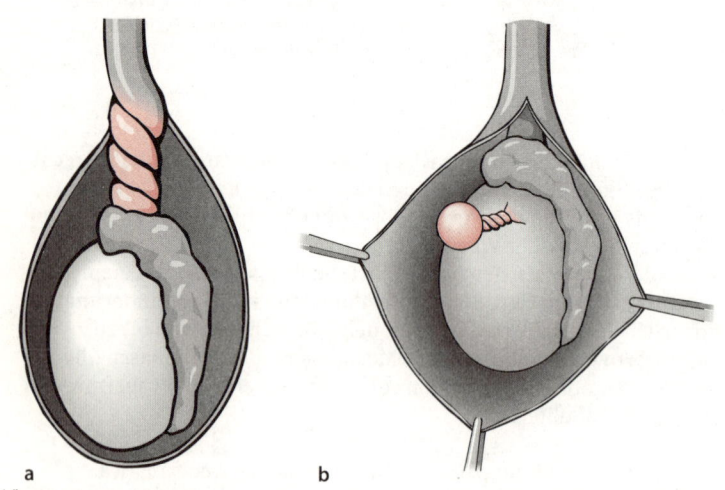

Abb. 13.6 a Intravaginale Hodentosion (nach Feustel 1976), **b** Torsion einer Morgagnischen Hydatide (nach Altwein 1979)

im Kindes- und Adoleszentenalter (postpubertäres Hodenwachstum) und fast immer innerhalb der Tunica vaginalis testis. Extravaginale Samenstrangtorsionen sind selten (evtl. bei Deszensusstörung).

Auslösender Faktor kann eine Bewegung beim Spiel oder Sport sein, aber auch eine Drehung im Schlaf. Ein eigentliches Trauma wird äußerst selten angegeben. Die Torsion führt zur Durchblutungsstörung: Zuerst sind die Venen gestaut (Ödem), in der Folge kommt es auch zur Drosselung der arteriellen Blutzufuhr und zur Gangrän. Der anoxische Schaden ist in der Regel nach 6 Stunden irreversibel.

Klinisch manifestiert sich die Hodentorsion durch plötzlich auftretende, heftige Schmerzen verbunden mit Skrotalschwellung, nach Stunden evtl. leichtes Fieber und Leukozytose. Viel zu häufig wird in dieser Situation differentialdiagnostisch die Diagnose „Epididymitis" vorgezogen, **obwohl der Urinstatus völlig bland ist.**

Dadurch wird die Behandlung, die in der sofortigen Hodenfreilegung und Detorsion besteht, mit fatalen Folgen verzögert.

> **!** Die chirurgische Revision bei einem torsionsverdächtigen Hoden ist nie falsch; zur Prophylaxe wird die Revision mit der Orchidopexie auch auf der Gegenseite abgeschlossen.

Spezielle Differentialdiagnose: Hodentorsion/Epididymitis

Torsion:
- perakut
- ohne erkennbaren Anlaß
- afebril
- Urinsediment unauffällig
- bei Anheben des Hodens Zunahme der Beschwerden (Prehn-Zeichen)

Epididymitis acuta:
- akut
- in der Anamnese Harnwegsinfekt
- meist febril bis hochfebril
- Leukozyturie, Pyurie
- bei Anheben des Hodens Rückgang der Beschwerden

Therapie. Bei Verdacht chirurgische Revision innerhalb der 4- bis 6-h-Grenze. Bei Jugendlichen mit akuter schmerzhafter Hodenschwellung, ohne urologische Anamnese und ohne Urinbefund, liegt fast mit Sicherheit eine Torsion vor. Sofortige Klinikeinweisung. Die Unterlassung der sofortigen Revision in Verdachtsfällen ist fahrlässig.

13.7 Induratio penis plastica (M. Peyronie)

Es handelt sich um eine lokalisierte fibröse Verhärtung in der Schwellkörperwand mit (oft schmerzhafter) Verkrümmung des erigierten Penis und Kohabitationsbehinderung.

Die Ätiologie ist unbekannt. Die Erkrankung tritt gelegentlich kombiniert mit Dupuytren-Kontrakturen der Hohlhandfaszie auf.

Die Betroffenen sind meist über 45 Jahre alt, der Palpationsbefund ist eindeutig, differentialdiagnostisch kommt eigentlich nur ein Zustand nach schwerem Penistrauma in Frage.

Therapie. Die Behandlung ist im ganzen unbefriedigend, spontane Besserungen sind möglich. Versuchsweise werden angewandt: Vitamin E, die Injektion von Kortikoiden und schließlich die chirurgische Exzision der Narbenplatten und Deckung mit freien Unterhauttransplantaten.

13.8 Priapismus

Unter Priapismus versteht man eine schmerzhafte Dauererektion, die länger als 2 Stunden anhält. Solche Patienten müssen sofort auf eine urologische Abteilung eingewiesen werden.

Eine spezifische Ursache ist in der Mehrzahl der Fälle nicht eruierbar. Symptomatisch tritt der Priapismus gehäuft bei Bluterkrankungen (Leukosen, Sichelzellenanämien) und Neoplasien auf.

Der unbehandelte idiopathische Priapismus führt mit Sicherheit zum Verlust der Erektion durch irreversible Schädigung des Schwellkörpergewebes.

Therapie. Die Behandlung besteht in der Punktion der Corpora cavernosa, Aspiration von Blut, Spülung mit NaCl 0,9% und Sympathomimetika (unter anästhesiologischer Überwachung).

Bringt diese Maßnahme keinen Erfolg, so wird eine Anastomose zwischen Corpus cavernosum einerseits und Corpus spongiosum angelegt, wofür verschiedene Verfahren empfohlen werden.

13.9 Paraphimose

Die Paraphimose entsteht durch Strangulation der Glans durch eine enge, zurückgestreifte Vorhaut. Bei der Einlage von Kathetern muß die Vorhaut zur Paraphimoseprophylaxe immer reponiert werden. Die Zirkulationsstörung durch den Schnürring führt zum Ödem der Glans und später zu Nekrosen im Bereiche des Sulcus coronarius.

Ist ein Repositionsversuch (Abb. 13.7a) – nach Verabreichung eines kräftigen Analgetikums (z.B. Morphin 10 mg i. v.) – erfolglos, so muß der Schnürring auf dem dorsum penis in Lokalanästhesie ausgiebig gespalten werden, bis die Reposition möglich ist (Abb. 13.7b). Als definitive Therapie muß später eine Zirkumzision erfolgen.

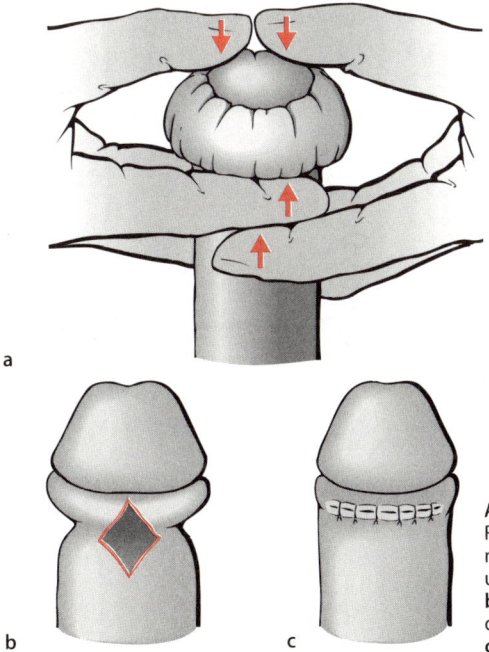

Abb. 13.7. a Manuelle Reposition einer Paraphimose (nach Hofstetter u.Eisenberger 1986), **b** dorsale Längsinzision des Präputiums, **c** quere Vernähung (nach Altwein 1979)

Übungsfragen

1. Wie kann der Arzt bei einem Hämaturiepatienten schon bei der Aufnahme der Anamnese schon erste Hinweise auf die Lage der Blutungsquelle erhalten?
2. Wann spricht man von Anurie, und an welchen drei Stellen kann die Ursache (grundsätzlich) liegen?
3. Was ist der Unterschied beim Einnässen wegen kongenitaler extrasphinkterieller Dystopie der Harnleitermündung und wegen Enuresis nocturna?
4. Was denken Sie wenn ein Harnwegsinfekt trotz korrekter Behandlung nach drei Wochen immer noch (oder wieder) nachweisbar ist?
5. Können Uretersteine auch spontan abgehen? Wenn ja, wieviel Prozent schätzen Sie, sind abgangsfähig?
6. Nennen Sie zwei Ursachen für eine nicht, bzw. kaum schmerzhafte einseitige Volumenzunahme des Skrotalinhaltes!
7. Nach welcher Zeit sprechen Sie bei einer Dauererektion von Priapismus und was unternehmen Sie (in der Praxis)?
8. Was unternehmen Sie bei einem Patienten mit Paraphimose?

Lösungen → S. 167

14 Psychosomatische Syndrome in der urologischen Sprechstunde

Obwohl sich die klassischen psychosomatischen Syndrome in erster Linie an den Kreislauf- und Atemorganen, an der Haut und am Magen-Darm-Trakt manifestieren, gibt es gar nicht so selten auch an den Urogenitalorganen Erscheinungen, die einen psychosomatischen Hintergrund vermuten lassen.

Niere

Bei der Niere ist eine affektiv ausgelöste *Polyurie* bekannt. Auch eine anfallartig auftretende *Phosphaturie* wird beschrieben. Sie soll auf der psychischen Ebene mit Affektlabilität und Introvertiertheit einhergehen. Gelegentlich besteht auch bei „*Nierenschmerzen*" Veranlassung, an einen psychosomatischen Hintergrund zu denken (Nephroptose).

Blase

Die rasche und empfindliche Reaktion der Blase auf psychische Einflüsse ist auch dem Laien geläufig: Kältereiz oder plätscherndes Wasser führen zu Harndrang, ganz besonders bei „nervösen" Menschen.

Pollakisurie und andere *Reizblasensymptome* sind bei emotionell labilen Menschen nicht selten. Gelegentlich mögen sie Ausdruck von Konflikten im sexuellen Bereich sein; manchmal verbirgt sich hinter ihnen eine uneingestandene Karzinophobie oder Angst vor venerischen Erkrankungen. Letzteres besonders bei Patienten, bei denen ein bestimmter sexueller Kontakt Schuldgefühle hervorgerufen hat. Nicht ganz selten persistieren bei jüngeren Patientinnen nach Abheilung echter, bakterieller Zystitiden, infolge hypochondrischer Fixierung (dann nur noch psychogen bedingte) Miktionsbeschwerden.

Enuresis nocturna ist nach heutiger Ansicht oft Ausdruck einer psycho-sozialen Fehlentwicklung, der ein Mangel an Geborgenheitsgefühl zugrundeliegen soll.

Oligurie, verursacht durch Umweltbedingungen, wird von ängstlichen, psycholabilen Persönlichkeiten gelegentlich als Harnsperre interpretiert.

Prostata

Ein erheblicher Teil der Erkrankungen an sog. chronischer bakterieller Prostatitis sind in Wirklichkeit *Prostataneurosen* („Prostatosen") und stehen im Zusammenhang mit Partnerproblemen, Potenzstörungen oder uneingestandener Angst vor Geschlechtskrankheiten.

Potenzstörungen sind (besonders bei jüngeren Patienten) häufig psychogen mitverursacht und vielfach Ausdruck von Minderwertigkeits-, Schuld- oder Angstgefühlen, etwa Versagerangst, Angst vor sexueller Überforderung, aber auch Ausdruck durchaus unspezifischer psychischer Streßsituationen.

Verhalten bei Verdacht auf psychosomatische Erkrankungen

In allen Verdachtsfällen ist ein ausführliches Gespräch mit dem Ziel, dem Patienten behutsam Einsicht in mögliche psychologische Hintergründe seiner Erscheinungen zu vermitteln, von großer Bedeutung. Die Verschreibung von Psychopharmaka kann höchstens in akuten Fällen, und auch dann nur als Begleitmedikation, kurzfristig und gut überwacht, von Nutzen sein.

> **!** Die für den vielbeschäftigten Arzt bequeme „Somatisierung" von unklaren Urogenitalsyndromen mit vielfach offensichtlichem psychosomatischem Hintergrund, insbesondere der „Prostatitis" und ihre nutzlose Behandlung mit Antibiotika, ist eine ernstzunehmende und oft folgenreiche Fehlbehandlung.

Lösungen zu den Übungsfragen

Kapitel 1 und 2

1. Zwanghafter Drang zur Miktion, z.B. bei Zystitis
2. Häufige Entleerung kleiner Urinmengen unabhängig von der Gesamturinmenge/häufige Entleerungen wegen großer Gesamturinmenge
3. Perianaler Sensibilitätsausfall, fehlender Achillessehnen- und Bulbocavernosusreflex
4. Restharn, Harnstauung, Tumorverdacht
5. Vernichtender, einseitiger Dauerschmerz von wechselnder Intensität
6. Sie wollen wissen, ob Hinweise für ein Prostatakarzinom bestehen.
7. Mehr als 100.000
8. Radiologische Darstellung von Nieren und Harnwegen nach intravenöser Verabreichung eines jodierten Kontrastmittels
9. Tiemann, Charr. 16–18
10. In ml/s

Kapitel 3

1. Fusion der beiden Nierenunterpole kaudal von der A. mes. caudalis
2. Ureter fissus: ein Ostium; Ureter duplex: zwei Ostien
3. Der Harnleiter von der oberen Kelchgruppe mündet auf der Ureterleiste weiter distal.
4. Die Zyste hat keine Verbindung zum Nierenbecken: operative Behandlung nur ausnahmsweise angezeigt. Die Hydronephrose ist eine stauungsbedingte Erweiterung des Nierenbeckens: operative Behandlung zur Behebung der Abflußbehinderung angezeigt
5. Mißbildung, Tumor, Stein
6. Mit einem Miktions-Zystogramm
7. Die Harnröhrenmündung ist in beiden Fällen proximalwärts verlagert. Liegt sie auf der Ventralseite so handelt es sich um eine Hypospadie. Liegt sie auf der Dorsalseite so liegt eine Epispadie vor (im Extremfall ein inkontinenter Übergang zur Blasenekstrophie).
8. Wenn der gesuchte Hoden retroperitoneal angelegt ist, sollte wegen der Gefahr einer malignen Entartung zur Entfernung geraten werden.

Kapitel 4

1. Das Vorliegen zusätzlicher Krankheitsfaktoren wie Steine, Abflußbehinderung usw.
2. Escherichia coli
3. Mittelstrahlurin
4. Mittelstrahlurin (beweisend nur bei negativem Ausfall der bakteriologischen Untersuchung). Im Zweifel: Katheterurin
5. Einige Tage (je nach Behandlung)
6. Nierenbeteiligung, Urosepsisgefahr, intensive Antibiotikatherapie, bei Andauern unverzügliche Spitaleinweisung
7. Trimethoprim, Norfloxacin, Ciprofloxacin, Nitrofurantoin
8. Mikrohämaturie und "sterile" Pyurie

Kapitel 5

1. Kalziumoxalat 60–70%, Kalziumphosphat (besonders Kalzium-Magnesium-Ammoniumphosphat) rund 20%, Harnsäure 10–15%, Zystin/Xanthin selten
2. Ausgußstein, Ureterstein, Kelchstein, Nierenbeckenstein
3. Dehydration, Harnstauung, einseitige Diät, Immobilisation
4. Harnsäuresteine, durch Alkalisierung
5. Diuresesteigerung

Kapitel 6

1. Vorwiegend lymphogene Metastasierung
2. Hodentumoren sprechen sehr gut auf Chemotherapie an, Nierentumoren nicht, Prostatakarzinome kaum.
3. Hämaturie ist Leitsymptom für Nierenzellkarzinome (hier oft Spätsymptom) und Urotheltumoren.
4. Tumor/Zyste. Differentialdiagnose durch Ultraschall und/oder Computertomographie
5. Es handelt sich um einen weit fortgeschrittenen Blasenkrebs, für den es keine Heilbehandlung mehr gibt.
6. Relativ gering 20–30% / Groß rund 70%
7. Praktisch nur das Prostatakarzinom, selten Prostatakonkremente und chronische Entzündungen
8. Bestimmung des prostataspezifischen Antigens (PSA) und gegebenenfalls Bestätigung der Vermutungsdiagnose durch ultraschallgezielte Biopsie
9. Radikale Prostatektomie – kurative Bestrahlung – Beobachtung ohne Behandlung (bei einer Lebenserwartung von weniger als 5–8 Jahren)

10. Hodentumor, Leistenhernie, Hydro- (Spermato-) zele, Epididymitis
11. Phimose

Kapitel 7

1. Restharn, Ausbildung einer Balkenblase, später Rückstau mit Erweiterung der oberen Harnwege, später Tubulusschädigung und beginnende Niereninsuffizienz
2. Verzögerter Miktionsbeginn, schwacher Harnstrahl, Gefühl der unvollständigen Entleerung, Nachträufeln, Pollakisurie
3. Ja, Phytotherapie, α-Rezeptorenblocker, 5-α-Reduktasehemmer.
4. In keiner bis nur sehr geringer Beziehung: Es gibt durchaus ältere Männer mit eindrücklich vergrößerter Prostata ohne Symptome und Restharn, aber auch das Umgekehrte ist möglich.
5. Ja, sicher, denn bei der Operation bleibt der größte Teil der Drüse als sogenannte chirurgische Kapsel zurück.
6. Unsorgfältiger Katheterismus
7. Multiple Sklerose, diabetische Neuropathie, Morbus Parkinson, Rückenmarksläsionen

Kapitel 8

1. Die kurze weibliche Harnröhre, Miktionsgewohnheiten (Zurückhalten der Miktion), mechanische Reizung beim GV, hormonale Umstellung in Schwangerschaft und Menopause
2. Banale Zystitis, interstitielle Zystitis, Urothelkarzinom der Harnblase, Harnwegstuberkulose, Harnröhrenerkrankung, psychosomatische Problematik
3. Unfreiwilliger Harnverlust wechselnden Ausmaßes bei Anstrengung, verursacht durch Relaxation des Beckenbodens (nach Schwangerschaften)
4. Durch eine urodynamische Untersuchung
5. Physiologische Dilatation der oberen Harnwege mit verlangsamtem Urintransport und Stauung durch den vergrößerten Uterus

Kapitel 9

1. Eine Fehlbildung der Harnwege, u.a. auch vesikoureteraler Reflux
2. Ja, unter geeigneter Infekttherapie und Überwachung darf durchaus auf spontane Heilung gehofft werden.
3. Ureter duplex, Ureterozele, Megaureter, Blasendivertikel, Nierenbeckenabgangsstenose usw.
4. Bis zum Schuleintritt
5. Ein stark beweglicher Hoden, Normvariante, die keine Therapie benötigt
6. "Wilms"-Tumor (maligner Mischtumor). Bei kombinierter Behandlung ist die Prognose günstig.

Kapitel 10

1. Hämaturie bedeutet möglicherweise Nieren-, bzw. Harnwegsmitverletzung.
2. Verdacht auf Blasenruptur, evtl. auch Urethraverletzung
3. Katheterismus ist kontraindiziert./ Rektale Untersuchung ergibt "bewegliche", kranialwärts verlagerte Prostata. Die Diagnose wird durch ein Urethrogramm bestätigt.

Kapitel 11

1. Extrakorporelle Steinzertrümmerung, perkutane Litholapaxie
2. Ileum- oder Kolonconduit, "Pouches" aus Dünn- und/oder Dickdarm
3. Durch "Sichturethrotomie" das heißt, durch ein Endoskop in dem ein bewegliches Messer unter Sicht durch die Verengung geführt werden kann.

Kapitel 12

1. Diabetes mellitus, Arteriosklerose, radikale Prostatektomie, neurologische Erkrankungen
2. Ungünstig, allenfalls erfolgreich bei Infekten
3. Ursache: Klappeninsuffizienz in der V. spermatica links und behinderter Blutabfluß durch rechtwinklige Einmündung in die V. renalis. Ungünstige Beeinflussung der Spermaqualität
4. Mit einem Spermiogramm, nach Abgang von ca. 20 Ejakulaten

Kapitel 13

1. Initiale versus totale Hämaturie / Ureterkoagula im Urin / einseitige Schmerzen
2. Weniger als 100 ml Urin pro 24 Stunden / praerenal, renal, postrenal
3. Der unfreiwillige Harnverlust erfolgt im ersten Falle kontinuierlich.
4. Es handelt sich um einen sogenannt "komplizierten" Infekt. Es besteht Abklärungsbedürftigkeit.
5. Ja, rund 80%
6. Hydrozele, Hodentumor
7. Nach zwei Stunden./ Sofortige Einweisung
8. Repositionsversuch, wenn erfolglos dorsale Spaltung in Lokalanästhesie

Literatur- und Quellenverzeichnis

Alken P, Sökeland J (1982) Leitfaden der Urologie, 9. Aufl. Georg Thieme, Stuttgart, S 76

Alken P, Walz PH (1992) Urologie. VCH Verlagsgesellschaft, Weinheim, S 53, 341

Alken P, Walz P H (1996) Urologie, 2. Aufl. Chapman & Hall, Weinheim

Allgöwer A, Siewert JR (Hrsg) (1992) Chirurgie. Springer-Verlag Berlin Heidelberg New York Tokyo, S 1123, 1161

Altwein JE (1979) Urologie. Ferdinand Enke, Stuttgart, S. 455, 461

Altwein JE, Rübben H (1993) Urologie, 4. Aufl. Ferdinand Enke, Stuttgart, S 43, 86

Eisenberger F, Miller K (Hrsg) (1987) Urologische Schnittherapie - ESWL und Endourologie. Georg Thieme, Stuttgart, S 78

Feustel A (1976) Vademecum der Urologie. G. Fischer, Stuttgart, S. 262

Hautmann R, Huland H (Hrsg) (1997) Urologie. Springer-Verlag Berlin Heidelberg New York Tokyo, S 83, 85, 110, 143, 222, 228, 295, 305, 306, 343, 344, 400

Hinmann F jr. (1983) Benign prostatic hypertrophy. Springer, Berlin Heidelberg New York Tokyo

Hinmann F jr. (1989) Atlas of urologic surgery. W.B. Sanders, Philadelhia, PA

Hofstetter AG, Eisenberger F (1986) Urologie für die Praxis. JF Bergmann, München, S 180

Kelalis P et al (1992) Clinical pediatric urology, 3rd edn. WB Saunders, Philadelphia, PA, pp, 622, 711

McAninch JW (1985) Urogenital trauma. Thieme & Stratton, New York

Mundy AR, Stephenson TP, Wein AJ (eds) (1994) Urodynamics. Churchill Livingstone

Proceedings 2nd International Consultation on Benign Prostatic Hyperplasia, June 1993, p 651

Robertson WB, Hayes JA (1969) Br J Urol 41:592, p 407

Sigel A (1993) Kinderurologie. Springer-Verlag Berlin Heidelberg New York Tokyo, S 277, 290

Sökeland J (1994) Urologie. Thieme, Stuttgart New York

Tanagho EA, Mc Aninch JW (Hrsg) (1992) Smiths Urologie. Springer-Verlag, Berlin Heidelberg New York Tokyo, S 730

Wetterauer U, Rutishauser G, Sommerkamp H (Hrsg) (1995) Urologie. de Gruyter, Berlin New York

Sachverzeichnis

Fettkursiv hervorgehobene Ziffern verweisen auf *Hauptfundstellen*, **fett hervorgehobene Ziffern** auf **Abbildungen** zum Stichwort.

Abdominalschmerz 152
Abflußbehinderung 45, *91*, 112
– angeborene 112
Abszeß, paranephritischer 151
Algurie 4
Androgensuppression, medikamentöse 81
Anomalien **23**, 113
Anurie 3, 121, 147
– pathogenetische Mechanismen 147
Ausgußsteinoperation 129
Ausscheidungsstörung 147
Azidose, tubuläre 57

Bilharziose 51
Blase
– Abflußbehinderung 113
– autonome 101
– Ektropie 115
– Entleerung 100, 148
–– Querschnittsyndrom 100
–– Störung 148
– Funktion *100*
–– neurogene Störung *100*
– Innervation **101**
– Operation 130
– psychosomatisches Syndrom 161
– Punktion 149
– Reizblase *106*
– Schmerz 2
– Selbstkatheterismus 102
– Spülung 18
– suprapubische Drainage 132
– Teilresektion 76
– Training 102
– Tumor 73, 74, 119
–– Resektion (TURB) 75
–– Sarkom 119
–– Stadien im TNM-System 74
– Untersuchung 7
– Verletzung 124
Blasenscheidenfistel 109
Blasenstein 55, 63

Bougierung 103
BPH 91, 94, 95, 98
– Lebensqualitätsindex 94, 95
– Symptomenindex 94, 95

Charrière (Charr) 15
Chemotherapie 76
Computertomographie (CT) 14

Darmersatzblase, orthope *133*, **134**
Deszensusstörung, angeborene *116*
Diabetes 45, 137
Diagnostik, urologische *6*
Dreigläserprobe 11
Dyspareunie 110
Dysurie 4

Echinokokkenerkrankung 52
Ejakulat, Ejakulation 5, 140
Endoskopie *18*, 140
Entleerungsstörung 148
Entzündung 40
Enuresis nocturna 4, *119*, 161
Epididymitis *47*, 151, 156, 157
Epispadie **36**, 115
Erkrankung der Frau, urologische *105*
– Reizsyndrome 105
Erkrankung im Kindesalter, urologische *112*

Familienplanung *141*
Feinnadelpunktion (Prostata) 79
Fertilitätsprobleme *137*
Fibrosarkom (Niere) 71
Fistelbildung *109*, 149
– Blasenscheidenfistel 109
– Ureterscheidenfistel 109
French (F) 15
Funktionsstörung, sexuelle
– Frau 110
– Mann *137*

Genital 49, 126
- Tuberkulose 49
- Verletzung 126
Gonorrhoe 52

Hämatospermie 5
Hämaturie 3, 121, 144
- Differentialdiagnose 144
Harn
- Abflußbehinderung 91
- Deviation 130, 133
-- definitive 133
-- vorübergehende 130
- Entleerungsstörung 91
- Gewinnung 42
- imperativer Harndrang 4
- Menge 3
- Verhaltung 4, 96, 147,
-- akute 4, 96
- Zusammensetzung 3, 10
-- Kristalle 10
Harnblase 125
- Verletzung 125
Harnflußmessung 21
- Diagramm 21
- Messung 21
Harnleiter (→Ureter) 19, 30-32, 73, 112, 123
- Stein 63
- Verletzung 123
Harnleiterstein 63
Harnröhre 103, 104, 106, 114, 125, 148
- angeborene Erkrankung 114
- infravesikale Verlegung 148
- Karunkel 106
- Striktur 103
-- plastische Operation 103
- Verletzung 125
Harnsäurestein 66
Harnstein 55, 57, 58, 60, 65
- Bildung 55
- Erkrankung 55, 60
-- Abklärungsuntersuchung 60
- Form 57
- kalziumhaltiger 65
- Lage 57, 58
-- Lokalisation 58
- Röntgenschattendichte 57
- Zusammensetzung 57
Harnwegsinfekt (HWI) 40-42, 45, 48
- Medikamente 48

- Pyelonephritis 45
- spezifischer 49-53
- Tuberkulose 49
- unspezifischer 40-42
-- Abwehrssystem 41
-- Eintauchnährboden 42
-- Harngewinnung 42
-- Klärmechanismus 41
-- mikrobiologische Diagnostik 42
-- Pathophysiologie 41
-- Sedimentuntersuchung 42
Harnweg
-- Tuberkolose 49
Hernia inguinalis 154
Hoden
- Deszensusanomalie 37, 116
-- Ektopie 37
-- Kryptorchismus 37
-- Leistenhoden 37
-- Pendelhoden 37
- Dystopie 37, 116
- Schmerz 2, 153
- Torsion 117, 156, 157
- Tumor 84, 86, 87, 119
-- Einteilung nach WHO 84
-- histologische Klassifikation 84
-- nicht seminomatöser 87
-- Seminom 87
-- Stadien (klinische) 86
- Untersuchung 7
Hufeisenniere 24, 25
Hydronephrose 29, 112, 129
Hydrozele 153, 154
Hypernephrom 69
Hyperparathyreoidismus 56
Hyperurikämie 57
Hypospadie 36, 115
Ileum 134

Impotentia 137, 139
- coeundi 137
- generandi 139
Impotenz (→ Sterilität) 5
Induratio penis plastica
(→ M. Peyronie) 158
Infektsteine 57
Inkontinenz 4, 149, 150
- psychoorganische 150
- psychosoziale 150

Katheter, Katheterismus *14*-17
- Kaliber 15
-- Charrière (Charr) 15
-- French (F) 15
- Typen **15**
-- Nelaton 15
-- Tiemann 15
Kernspintomographie (MRT) 14
Kinderurologie *112*
Kolik 1, 59
- Harnstein 59
- Schmerz 1
Kolonconduit 134
Kondylom, spitzes 52

Lebenserwartung (Männer) 81
Lebensqualitätsindex 94
Leitsymptom, urologisches *1*
Libidodysfunktion 110
Liposarkom (Niere) *71*
Litholapaxie, perkutane 64
Lithotripsie, endoureterale 64

Makrohämaturie 3, 144, **145**
Markschwammniere 27, 57
Megaureter, primärer 112
Metaphylaxe (Harnstein) *63*
Meyer-Weigert-Regel 25
Mikrohämaturie 3, 146
Miktionsstörung *4*
MRT 14

Nebenhoden 2
Nelaton (Katheter) 15
Nephrektomie **127**
Nephroblastom
 (→ Wilms-Tumor) *71*, 119
Nephroptose **30**
Nephrostomie, perkutane 61
Neuroblastom 119
Niere
- Anomalie *24*-27
-- Dystopie *24*, 26
-- Hufeisenniere *24*, 25
-- Hypoplasie 25
-- Markschwammniere 27
-- Mehrfachbildung 25
-- polyzystische 26
-- Rotationsanomalie 25
-- Zyste 26

- bösartiger Tumor *69*
- Funktion 11
- gutartiger Tumor 67
- perkutane Operation 129
- Schmerz 1
- Trauma *123*
- Tuberkulose 51
- Untersuchung **6**
- Verletzung 122
Nierenbecken 72, 129
- Plastik **129**
- Tumor 72
Nierenstein 59, 63
- Schmerzprojektion *59*
Nierenzellkarzinom 69
Nykturie 4

Objektträgerkultur 10, 43
Oligurie 3, 147, 161
- pathogenetische Mechanismen **147**
Operation, urologische 128-130
- Ausgußsteinoperation 129
- Blasenoperation 130
- Nephrektomie **127**
- perkutane Nierenoperation 129
- Schnittführung **128**
Orchiektomie 81
Orchitis 156
Orgasmusdysfunktion 110
Oxalose 56

Paraphimose 37, **159**
Pendelhoden 37, 116
Penis 7, 89
- Karzinom **89**
- Untersuchung 7
perkutane Nephrostomie (PCN) **61**
Phimose 36, *117*
Phytotherapeutika (BPH) 96
Pneumaturie 3
Pollakisurie 4, 161
Polyurie 3
Potenzstörung 162
Pouches (→ Darmbeutelreservoir) 133
Priapismus *158*
Prostata
- Adenomyomatose (BPH) 91, 93, 94, 96
-- Formalgenese **93**
-- Lebensqualitätsindex 94
-- Phytotherapeutika 96

Sachverzeichnis | 171

Prostata
- Adenomyomatose
-- 5-α-Reduktasehemmer 96
-- α-Rezeptorenblocker 96
-- Symptomenindex 94, **95**
- Feinnadelpunktion 79
- Hypertrophie (BPH) **91**, 94
-- rektaler Tastbefund 94
-- Stadieneinteilung 94
- Karzinom 77, 80, 81
-- lokoregionär begrenztes 80
-- metastasierendes 81
-- Stadieneinteilung (TNM) 80
-- Strahlentherapie 81
-- Therapiemöglichkeit 80
- Längsschnitt **92**
- radikale Prostataektomie 80
- radiologische Untersuchung 79
- Sarkom 119
- Schmerz 2
- transurethrale Resektion (TUR-P) **97**
-- alternativ-instrumentelle Behandlung **97**
Prostatitis 47
Prostatodynie 47
Pyelonephritis 44, **45**, 57, 105
- in der Schwangerschaft 105
Pyeloskopie, perkutane 20
Pyurie 3

Querschnittsyndrom 100

Reflexblase 100, 150
Reflux **31**, 32, 45, 114
- Antirefluxmechanismus 31
- Einteilung 32
- primärer 32, 114
- sekundärer 32
Reizblase **106**, 161
Rektalstatus **8**, 79
Rektaluntersuchung 79
Rektumblase **133**
Rezidivprophylaxe (Harnstein) **65**
Röntgenschattendichte (Harnstein) 57
Rückenschmerz 1

Sarkom 119
- Blase 119
- Prostata 119
Schwangerschaftspyelonephritis 105

Selbstkatheterismus **102**
Serum (Untersuchung) 9
Sexualpathologie **5**, 110, 137
- der Frau 110
- des Mannes 137
Sigma-(colon-)conduit **135**
Skrotum 7, 90, 153
- Karzinom 90
- Untersuchung 7
- Volumenzunahme des Inhalts 7, **153**
Sonographie 12
Spermatozele 154
Spermatozoon **140**
Sprechstundensituation, dringliche **144**
Steinkolik 59, 151
Sterilität **139**
Streßinkontinenz 107, 108, 150
- der Frau 107, 108
-- Schweregrade 108
Syndrom, psychosomatisches **161**
- Blase 161
- Niere 161

Tenesmen 4
Therapie, operativ, instrumentell **127**
Tiemann (Katheter) 15
TNM-System (Prostata) 80
Tumor 9, 67, 72, 85, 119
- Hoden 84
- Marker 9, 85
- Niere 67
-- bösartig 67
-- gutartig 67
- Penis 89
- Prostata 77
- Urogenitalsystem **67**, 119
- Urothel 72
TUR-B 75
TUR-P **97**

Überlaufinkontinenz 150
Untersuchung **6**, 8, 12, 14, 20, 108
- bildgebende Verfahren **12**
- intrumentell-endoskopische **14**
- klinische **6**
- Labor **8**
- neurourologische **8**
- urodynamische **20**
Ureter (→ Harnleiter) 30-32, 73, 112, 113
- Anomalie **30**-32, 113

Ureter
- Anomalie
-- Hydroureter 31
-- Megaureter 31
-- retrokavaler Ureter 30
-- Ureter duplex 30, 32
-- Ureter fissus 30
- Stein 63
- Tumor 73
Ureterokutaneostomie 131
Ureterorenoskopie 19
Ureterosigmoideostomie 133
Ureterozele 113
Ureterscheidenfistel 110
Urethra 5, 20, 47, 106, 107, 114, 124
- Ausfluß 5
- Divertikel 106, 107
- Druckprofil 20
- Klappen 114
- Ruptur 124
- Stenose 114
- unspezifische Entzündung 47
Urethritis 47
Urethroskopie 18
Urethrotomie, innere 103
Urge-Inkontinenz 150
Urin (Untersuchung) 9, 11
- Flußmessung 21
- Zytologie 11

Urogenitalinfekt, akuter 151
Urogenitalorgan 23, 121
- Anomalie 23
- Verletzung 121
-- Anurie 121
-- Hämaturie 121
Urogenitalsystem 49, 67, 68, 119
- Neoplasma 68
- spezifische Entzündung 49
-- Tuberkulose 49
- Tumor 67, 119
Uroradiologie 12
Urosepsis 151

Vaginalstatus 8
Varikozele 141, 154, 155
Vasektomie 141

Wilms-Tumor
(→ Nephroblastom) 71, 119

Zweigläserprobe 11
Zystektomie 76, 130
Zystinstein 57, 66
Zystitis 44, 106, 151
- akute 151
- interstitielle 106
Zystoskopie 18

Sachverzeichnis | 173

Beirat

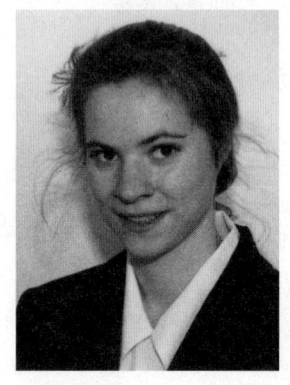

Silke Regele. Studium der Humanmedizin an der Universität Heidelberg und Freiburg von 1991–1997. Zur Zeit im Praktischen Jahr im Städtischen Klinikum Karlsruhe